瑶医临床验方集

（第一辑）

金秀瑶族自治县瑶医医院
金秀瑶族自治县瑶医药研究所 编

广西科学技术出版社

图书在版编目（CIP）数据

瑶医临床验方集. 第一辑 / 金秀瑶族自治县瑶医医院，金秀瑶族自治县瑶医药研究所编. —南宁：广西科学技术出版社，2018.8（2024.4重印）

ISBN 978-7-5551-1042-2

Ⅰ. ①瑶… Ⅱ. ①金… ②金… Ⅲ. ①瑶医—验方—汇编 Ⅳ. ①R295.1

中国版本图书馆 CIP 数据核字（2018）第 188979 号

瑶医临床验方集（第一辑）

YAOYI LINCHUANG YANFANG JI（DIYIJI）

金秀瑶族自治县瑶医医院
金秀瑶族自治县瑶医药研究所　　编

策划编辑：罗煜涛
责任编辑：李　媛　　　　　　　　　　责任校对：徐光华
装帧设计：韦娇林　　　　　　　　　　责任印制：韦文印

出 版 人：卢培钊
出版发行：广西科学技术出版社
社　　址：广西南宁市东葛路 66 号　　　邮政编码：530023
网　　址：http://www.gxkjs.com

印　　刷：北京兰星球彩色印刷有限公司

开　　本：787 mm×1092 mm　1/16
字　　数：75 千字　　　　　　　　　　印　　张：5.75
版　　次：2018 年 8 月第 1 版
印　　次：2024 年 4 月第 4 次印刷
书　　号：ISBN 978-7-5551-1042-2
定　　价：76.00 元

版权所有　侵权必究

质量服务承诺：如发现缺页、错页、倒装等印装质量问题，可直接向本社调换。

《瑶医临床验方集（第一辑）》
编委会

主　　编：梁琼平　　庞赵生

副主编：黄金官　　徐敏玲

编　　者：褚清纯　　罗秋香　　赵进周

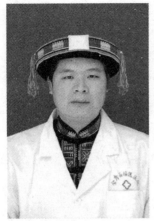

梁琼平

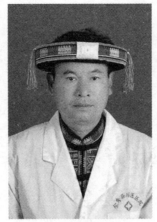

庞赵生

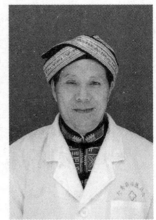

黄金官

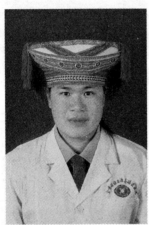

徐敏玲

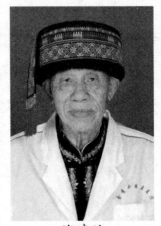

褚清纯

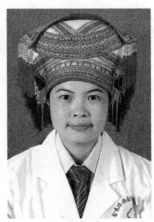

罗秋香

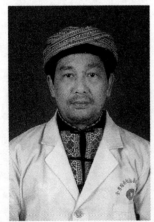

赵进周

序言

大瑶山是我国瑶族同胞的聚居区之一，坐落于大瑶山主体山脉上的广西金秀瑶族自治县，是全国最早成立的瑶族自治县，具有使用瑶医药防病治病和长寿养生的优良传统；是"中国长寿之乡"，被誉为"岭南避暑胜地"和"人世间之桃源仙国"，是理想的旅游、休闲、避暑、疗养保健的好地方。

金秀瑶族自治县瑶医医院作为目前全国唯一公立的二级甲等瑶医医院，多年来致力瑶医药的发掘整理、研究提高和推广应用，做了大量扎实而富有成效的工作。

前不久，金秀瑶族自治县瑶医医院院长梁琼平给我寄来了《瑶医临床验方集（第一辑）》的书稿。该书收录的是金秀瑶族自治县瑶医医院、金秀瑶族自治县瑶医药研究所挖掘、整理大瑶山瑶族同胞长期生活在特殊地理环境中防病治疗、长寿养生并加以临床验证的验方、效方，涉及多种常见病症和部分疑难杂症的治疗，这些方药简便易行，利于广大农村和基层医务人员推广应用。本书收录的验方可信度高、实用性强、简便易操作，符合当今人民追求自然、安全、有效的健康价值观，具有广阔的市场应用前景，可以让更多的老百姓获得健康保健等知识，为身体健康保驾护航。

《瑶医临床验方集（第一辑）》的出版发行，是广大瑶医药工作者对我国民族医药事业发展的无私奉献，对于促进《健康中国》《健康广西》计划的实施，无疑具有积极作用和重要意义。

书稿阅毕，有感而发，谨此为序。

黄汉儒

2018 年 7 月 5 日

（序作者系中国民族医药学会原副会长、中国民族医药协会原副会长、广西民族医药协会终身名誉会长、广西民族医药研究院名誉院长，第八届全国人大代表，第六、第八届广西壮族自治区政协委员，桂派中医大师，主任医师，教授、博士生导师，享受国务院特殊津贴有突出贡献专家）

目录

内 科

外　科

瑶医临床验方集（第一辑）

目录

6

瑶医临床验方集（第一辑）

妇　科

儿 科

皮肤科

目
录

内科

一、肝胆湿热 （瑶名：篮哥 Hlanl damv gorml）

【验方】穿心草 15 g 射干 20 g 山栀子 15 g 生地 20 g

绣花针 15 g 旱莲草 15 g 丹参 20 g 金银花 15 g

大蓟 20 g 小蓟 20 g 杭菊花 15 g 赤芍 15 g

柴胡 15 g 木蝴蝶 10 g 黄连 4 g 甘草 5 g

用法：水煎至 600 mL，分 3 次温服。

二、肝火热 （瑶名：篮豆哥 Hlal douz gorml）

【验方1】穿心草 15 g 狗肝菜 15 g 黄柏 10 g 十大功劳 10 g

毛冬青 20 g 绣花针 15 g 大蓟 20 g 小蓟 20 g

银花藤 15 g 紫花地丁 15 g 地胆头 15 g 田基黄 15 g

虎杖 15 g 望江南 20 g 甘草 5 g

用法：水煎至 450 mL，分 3 次温服。

【验方2】白纸扇 30 g 山栀根 20 g 车前草 15 g 海金沙藤 15 g

虎杖 15 g 水石榴 15 g 小田基黄 10 g 鸡骨草 15 g

白花蛇舌草 20 g 石上柏 10 g 黄柏 15 g 黄芩 10 g

黄花倒水莲 20 g 十大功劳 15 g 赤芍 10 g 土茯苓 15 g

鸡血藤 10 g 党参 10 g 甘草 10 g

用法：水煎至 450 mL，分 3 次温服。

三、肝炎 （瑶名：篮虷 Hlan gorn ）

【验方1】熊胆木 100 g 水石榴 100 g 山栀根 150 g 一枝黄花 60 g

龙胆草 60 g 石菖蒲 60 g 虎杖 100 g 十大功劳 150 g

大青叶 100 g

用法：水煎至 50 L，泡洗全身。

【验方 2】龙胆草 15 g　　熊胆木 15 g　　山栀根 30 g　　一枝黄花 20 g

　　　　　藿香 15 g　　　茵陈 20 g　　　石菖蒲 15 g　　泽泻 15 g

　　　　　砂仁 10 g　　　白术 15 g　　　茯苓 20 g　　　水石榴 30 g

　　　　　用法：水煎至 450 mL，分 3 次温服。

四、急性胃炎（瑶名：布闷 Buir gorml）

【验方】厚朴 15 g　　　山菠萝 15 g　　野荞麦 15 g　　九龙盘 15 g

　　　　穿心草 15 g　　陈皮 10 g　　　青皮 10 g　　　香附 15 g

　　　　凤尾草 15 g　　一枝香 15 g　　木香 10 g　　　磨盘草 15 g

　　　　地胆头 15 g　　白狗肠 10 g　　甘草 5 g

　　　　用法：水煎至 450 mL，分 3 次温服。

五、慢性胃炎（瑶名：布病闷 Manc buir gorml）

【验方 1】炙附子 15 g　　生地 20 g　　　田皂角 20 g　　大蓟 20 g

　　　　　小蓟 20 g　　　金银花 15 g　　厚朴 15 g　　　九龙盘 20 g

　　　　　野荞麦 20 g　　水田七 10 g　　九层皮 10 g　　白狗肠 10 g

　　　　　陈皮 15 g　　　木香 15 g　　　高良姜 10 g　　砂仁（打）5 g

　　　　　山菠萝 15 g　　桑寄生 15 g　　甘草 5 g

　　　　　用法：水煎至 450 mL，分 3 次温服。

【验方 2】干玉米须 60 g　白茅根 20 g　　葫芦茶 10 g

　　　　　用法：加水 600 mL 煎至 300 mL，分 3 次温服，每天 1 剂，连
　　　　　服 10～15 天为 1 个疗程。

【验方 3】田皂角 10 g　　白狗肠 10 g　　一点红 10 g　　香附 12 g

　　　　　陈皮 15 g　　　厚朴 12 g　　　九龙盘 10 g　　山菠萝 10 g

　　　　　野荞麦 10 g　　佛手 10 g　　　十八症 10 g

　　　　　用法：水煎至 450 mL，分 3 次温服。

瑶医临床验方集（第一辑）

六、胃肠炎 （瑶名：**布港闷** Buir dangh gorml)

【验方1】香附子 15 g　　田皂角 20 g　　白狗肠 10 g　　水田七 10 g

一枝香 15 g　　四块瓦 15 g　　山菠萝 15 g　　凤尾草 15 g

地胆头 15 g　　陈皮 15 g　　肉桂 8 g　　穿心草 15 g

细辛 4 g　　槐花 15 g　　火炭母 20 g　　野荞麦 20 g

木香 10 g

用法：水煎至 450 mL，分 3 次温服。

【验方2】田皂角 30 g　　水田七 20 g　　野荞麦 20 g　　四块瓦 10 g

白狗肠 10 g　　凤尾草 15 g　　九龙盘 15 g　　厚朴 15 g

陈皮 10 g　　香附 15 g　　磨盘草 15 g　　枳壳 15 g

山楂 15 g　　九层皮 10 g　　甘草 5 g

用法：水煎至 450 mL，分 3 次温服。

七、胃炎 （瑶名：**卡西闷** Weic gorml)

【验方1】穿心草 15 g　　绣花针 15 g　　射干 20 g　　山栀子 15 g

黄柏 15 g　　金锁匙 20 g　　板蓝根 20 g　　十大功劳 15 g

毛冬青 20 g　　大蓟 20 g　　小蓟 20 g　　葛根 20 g

车前草 15 g　　地胆头 15 g　　金银花 15 g　　甘草 5 g

用法：水煎至 450 mL，分 3 次温服。

【验方2】橄榄树根 50 g，鸡肉适量

用法：同煲服。

八、胃窦炎（瑶名：布久闷 Weic baengx gorml）

【验方1】

田皂角 30 g	九龙盘 20 g	凤尾草 10 g	地胆头 15 g
白狗肠 10 g	水田七 10 g	野荞麦 20 g	仙鹤草 20 g
香附子 15 g	厚朴 15 g	延胡索 10 g	四块瓦 15 g
一枝香 15 g	一点红 15 g	山菠萝 20 g	生大黄 8 g
甘草 5 g			

用法：水煎至 450 mL，分 3 次温服。

【验方2】

野荞麦 20 g	车前草 15 g	大蓟 20 g	小蓟 20 g
玉米须 15 g	半枝莲 15 g	网脉鸡血藤 30 g	野六谷 20 g
金钱草 15 g	金银花藤 15 g	山菠萝 20 g	鸡内金 15 g
地胆头 15 g	田皂角 20 g	海金沙藤 15 g	茯苓 20 g
穿破石 20 g	穿心草 15 g		

用法：水煎至 450 mL，分 3 次温服。

九、慢性浅表性胃炎（瑶名：布别闷 Manc weic gorml）

【验方1】

一枝香 15 g	田皂角 20 g	山菠萝 15 g	四块瓦 15 g
白狗肠 10 g	厚朴 15 g	水田七 10 g	穿心草 15 g
香附 15 g	陈皮 15 g	野荞麦 20 g	九层皮 15 g
佛手 10 g	砂仁 6 g	木香 10 g	延胡索 10 g
甘草 5 g			

用法：水煎至 450 mL，分 3 次温服。

【验方2】

穿心草 15 g	白凡木 30 g	凤尾草 15 g	紫花地丁 15 g
陈皮 15 g	香附 15 g	九层皮 15 g	地胆头 15 g
白狗肠 15 g	水田七 10 g	山菠萝 20 g	厚朴 15 g
一枝香 10 g	葛根 20 g	野荞麦 20 g	

用法：水煎至 450 mL，分 3 次温服。

【验方 3】田皂角 30 g　　白狗肠 10 g　　一点红 15 g　　香附 15 g

　　　　　陈皮 15 g　　　厚朴 15 g　　　九龙盘 20 g　　山菠萝 20 g

　　　　　野荞麦 20 g　　穿心草 15 g　　紫花地丁 15 g　佛手 15 g

　　　　　十八症 10 g　　大蓟 15 g　　　小蓟 15 g　　　甘草 5 g

　　　　　用法：水煎至 450 mL，分 3 次温服。

十、结肠炎（瑶名：港虷 Ginq gangh gorml）

【验方 1】穿心草 15 g　　通草 20 g　　　木通 20 g　　　车前草 15 g

　　　　　灯心草 10 g　　金钱草 15 g　　一枝香 15 g　　十大功劳 10 g

　　　　　黄柏 10 g　　　毛冬青 30 g　　野六谷 20 g　　六月雪 15 g

　　　　　生大黄 20 g　　香附 15 g　　　野荞麦 20 g　　九龙盘 20 g

　　　　　甘草 5 g

　　　　　用法：水煎至 450 mL，分 3 次温服。

【验方 2】田皂角 15 g　　毛冬青 30 g　　山菠萝 20 g　　生大黄 15 g

　　　　　生地 20 g　　　穿心草 5 g　　　木蝴蝶 15 g　　大蓟 20 g

　　　　　小蓟 20 g　　　白凡木 30 g　　绣花针 20 g　　灯心草 15 g

　　　　　竹茹 15 g　　　黄柏 10 g　　　十大功劳 10 g　葛根 2 g

　　　　　甘草 8 g

　　　　　用法：水煎至 450 mL，分 3 次温服。

十一、直肠炎（瑶名：港闷 Gangh zar gorml）

【验方】虎杖 15 g　　　半枝莲 10 g　　凤尾草 10 g　　三颗针 10 g

　　　　十大功劳 10 g　山芝麻 10 g　　金银花 10 g　　紫花地丁 10 g

　　　　白狗肠 15 g　　地菍 10 g　　　白芍 15 g　　　葛根 20 g

　　　　朝天罐 15 g

　　　　用法：水煎至 450 mL，分 3 次温服。

十二、肠道消化不良 （瑶名：给舍没弄 Geih siel meiv longx）

【验方】刺鸭木 20 g　　地胆头 15 g　　大蓟 20 g　　　小蓟 20 g

山菠萝 20 g　　山楂 20 g　　　野荞麦 20 g　　九龙盘 20 g

紫花地丁 15 g　凤尾草 15 g　　板蓝根 20 g　　柴胡 15 g

射干 15 g　　　枸杞子 15 g　　九层皮 10 g　　甘草 5 g

用法：水煎至 450 mL，分 3 次温服。

十三、肠炎 （瑶名：港哥 Gangh gorml）

【验方】凤尾草 15 g　　九龙盘 20 g　　野荞麦 20 g　　山栀根 15 g

大蓟 15 g　　　小蓟 15 g　　　火碳母 20 g　　葛根 20 g

金银花 10 g　　穿心草 15 g　　地胆头 15 g　　一枝香 15 g

厚朴 15 g　　　茯苓 20 g　　　白芍 15 g

用法：水煎至 450 mL，分 3 次温服。

十四、十二指肠溃疡 （瑶名：港苦 Gangh huv）

【验方】田皂角 30 g　　香附 15 g　　　山菠萝 20 g　　厚朴 15 g

九层皮 15 g　　凤尾草 15 g　　白狗肠 10 g　　水田七 10 g

一枝香 10 g　　九龙盘 20 g　　野荞麦 20 g　　四块瓦 10 g

陈皮 15 g　　　青皮 10 g　　　白及 15 g　　　磨盘草 15 g

穿心草 15 g　　甘草 5 g

用法：水煎至 450 mL，分 3 次温服。

十五、内热 （瑶名：久哥 Hyouv gorml）

【验方】穿心草 15 g　　板蓝根 20 g　　柴胡 20 g　　　大蓟 20 g

小蓟 20 g　　　地胆头 15 g　　金银花 20 g　　蒲公英 15 g

射干 15 g　　　夏枯草 20 g　　石斛 20 g　　　毛冬青 30 g

石上柏 15 g　　山栀根 15 g　　枸杞子 15 g　　甘草 5 g

用法：水煎至 450 mL，分 3 次温服。

十六、糖尿病 （瑶名：冬夷别 Doomgh wiez baengc）

【验方】葛根 20 g　　　天花粉 20 g　　　生地 20 g　　　黄芪 15 g

山药 20 g　　　玉米须 10 g　　　五味子 15 g　　　穿心草 15 g

田皂角 20 g　　　大蓟 20 g　　　小蓟 20 g　　　山菠萝 15 g

茯苓 20 g

用法：水煎至 450 mL，分 3 次温服。

十七、2 型糖尿病 （瑶名：衣务冬夷别 Ⅱ huc doongh wiez baengc）

【验方】葛根 20 g　　　生地 20 g　　　黄芪 20 g　　　玉米须 15 g

天花粉 15 g　　　山药 20 g　　　五味子 20 g　　　白凡木 20 g

过塘藕 25 g　　　黄花倒水莲 20 g

用法：水煎至 450 mL，分 3 次温服。

十八、支气管炎 （瑶名：哈紧 Kiex jienv）

【验方】大蓟 20 g　　　小蓟 20 g　　　百部 20 g　　　地桃花 20 g

麦冬 20 g　　　鱼腥草 15 g　　　石仙桃 15 g　　　杏仁 15 g

陈皮 15 g　　　沙参 20 g　　　桔梗 20 g　　　橘红皮 15 g

毛冬青 20 g　　　十大功劳 10 g　　　浙贝母 15 g　　　石油菜 20 g

枇杷叶 15 g　　　木蝴蝶 10 g　　　甘草 5 g

用法：水煎至 450 mL，分 3 次温服。

十九、心肌炎 （瑶名：纷恶别 Fimh jeil gorml）

【验方】穿心草 15 g　　　绣花针 15 g　　　山菠萝 20 g　　　山栀子 15 g

大蓟 20 g　　　小蓟 20 g　　　钩藤 20 g　　　金银花 15 g

麦冬 15 g　　　柏子仁 15 g　　　黄柏 10 g　　　五味子 10 g

木棉花 15 g　　　远志 6 g　　　水石榴 30 g　　　野荞麦 20 g

甘草 5 g

用法：水煎至 450 mL，分 3 次温服。

二十、咽炎 [瑶名：钢壶别 Gangh huh munl（gorm）]

【验方1】

生地 20 g	牡丹皮 15 g	穿心草 20 g	绣花针 15 g
板蓝根 20 g	大蓟 20 g	小蓟 20 g	田皂角 20 g
仙鹤草 15 g	紫花地丁 15 g	金银花 15 g	九龙盘 20 g
鱼腥草 15 g	不出林 20 g	石油菜 15 g	山菠萝 15 g
厚朴 15 g	毛冬青 20 g	甘草 5 g	

用法：水煎至 450 mL，分 3 次温服。

【验方2】

金锁匙 20 g	毛冬青 20 g	麦冬 20 g	木蝴蝶 10 g
十大功劳 10 g	黄柏 10 g	绣花针 15 g	穿心草 15 g
大蓟 20 g	小蓟 20 g	金银花 15 g	诃子 20 g
乌梅 20 g	紫花地丁 15 g	板蓝根 20 g	甘草 5 g

用法：水煎至 450 mL，分 3 次温服。

【验方3】

黄柏 10 g	黄芩 10 g	石上柏 10 g	十大功劳 10 g
三白草 20 g	毛冬青 20 g	益母草 10 g	香附 15 g
枳壳 10 g	车前子 10 g	砂仁 10 g	延胡索 15 g

用法：水煎至 450 mL，分 3 次温服。

二十一、慢性咽喉炎（瑶名：蛮钢壶别 Manc sinx gangx huh gorm）

【验方】

金锁匙 10 g	穿心草 15 g	九龙胆 10 g	绣花针 15 g
大蓟 20 g	小蓟 20 g	麦冬 20 g	毛冬青 30 g
板蓝根 20 g	木蝴蝶 15 g	紫花地丁 15 g	蒲公英 15 g
雷公根 15 g	一点红 15 g	葛根 30 g	石斛 15 g
山栀子 10 g	生地 30 g	诃子 20 g	甘草 5 g

用法：水煎至 450 mL，分 3 次温服。

瑶医临床验方集（第一辑）

二十二、冠心病（瑶名：纷头别 Fimh dauh baengc）

【验方】附子 10 g　　　肉桂 6 g　　　人参 10 g　　　五味子 6 g

牡蛎 30 g　　　白术 20 g　　　茯苓 30 g　　　厚朴 15 g

桑寄生 25 g　　半夏 15 g　　　炙甘草 10 g

用法：水煎至 450 mL，分 3 次温服。

二十三、盗汗（瑶名：宁暗 Ndimc hanc）

【验方】金樱根 100 g　　钩藤 100 g　　九节风 100 g　　金银花藤 100 g

山栀根 50 g　　黄柏 30 g　　　白纸扇 50 g　　　枫树皮 100 g

活血丹 50 g　　小毛蓼 50 g

用法：水煎至 50 L，泡洗全身。

二十四、腹痛（瑶名：舍闷 Genh siel munl）

【验方】穿心草 15 g　　大蓟 20 g　　　小蓟 20 g　　　紫花地丁 15 g

蒲公英 15 g　　半枝莲 10 g　　丹参 15 g　　　金银花 15 g

柴胡 20 g　　　薏苡仁 15 g　　石上柏 15 g　　枸杞子 15 g

绣花针 15 g　　香附 15 g　　　两面针 10 g　　甘草 5 g

用法：水煎至 450 mL，分 3 次温服。

二十五、尿道炎（瑶名：夷高别 Wieh guov gorml）

【验方】车前草 15 g　　金钱草 15 g　　大蓟 20 g　　　小蓟 20 g

山菠萝 20 g　　田皂角 30 g　　枸杞子 15 g　　大枣 20 g

山药 20 g　　　穿心草 15 g　　绣花针 15 g　　石上柏 15 g

知母 20 g　　　麦冬 20 g　　　葛根 20 g　　　凤尾草 15 g

九龙盘 20 g　　野荞麦 20 g

用法：水煎至 450 mL，分 3 次温服。

二十六、耳鸣（瑶名：端杯 Noih mbueil）

【验方】生地20 g　　　狗脊15 g　　　补骨脂10 g　　巴戟20 g

白纸扇15 g　　　山栀根20 g　　　野六谷20 g　　百合10 g

黄花倒水莲20 g　黄芪15 g　　　黄柏10 g　　　黄芩10 g

五爪金龙10 g　　大木通15 g　　　石上柏10 g

用法：水煎至450 mL，分3次温服。

二十七、眩晕症（瑶名：梦别 Mueih baengc）

【验方】桑寄生20 g　　　丹参15 g　　　山菠萝15 g　　十大功劳15 g

菊花15 g　　　　钩藤15 g　　　枸杞菜15 g　　半夏15 g

厚朴12 g　　　　望江南20 g　　　白芍20 g　　　白术15 g

茯苓20 g　　　　枣仁10 g

用法：水煎至450 mL，分3次温服。

二十八、头晕（瑶名：伯公梦 Mbal nqoongv mueih）

【验方】九节风50 g　　　钩藤50 g　　　白背风30 g　　鸭仔风30 g

金银花藤50 g　　中钻50 g　　　大钻50 g　　　枫树皮50 g

七叶莲30 g　　　砂仁草30 g

用法：水煎至50 L，泡洗全身。

二十九、脱发（瑶名：端白比 Ndoinc beh beil）

【验方】白鲜皮100 g　　地肤子100 g　　蛇床子50 g　　苦参50 g

荆芥100 g　　　防风100 g　　　花椒20 g

用法：水煎至50 L，泡洗全身。

三十、头风痛（瑶名：伯公泵 Mbal nqoongv munl）

【验方1】九节风50 g　　　钩藤50 g　　　砂仁50 g　　　白背风50 g

瑶医临床验方集（第一辑）

麻骨风 250 g　　中钻 50 g　　　大钻 50 g　　　枫树皮 50 g

活血丹 50 g　　见风消 50 g　　　半荷风 50 g

用法：水煎至 50 L，泡洗全身。

【验方 2】枫树皮 50 g　　防风 20 g　　　九节风 30 g　　砂仁草 30 g

中钻 30 g　　　大钻 30 g　　　白背风 30 g　　七叶莲 15 g

毛冬青 30 g　　望江南 30 g

用法：水煎至 50 L，洗头部。

【验方 3】白纸扇 30 g　　刺鸭脚 50 g　　　鸭仔风 100 g　　钩藤 100 g

麻骨风 50 g　　九节风 50 g　　　白背风 30 g　　中钻 50 g

秀丽葱木 50 g　金银花藤 30 g　　防风 30 g　　　荆芥 20 g

薄荷 20 g

用法：水煎至 50 L，泡洗全身。

三十一、头痛（瑶名：伯公闷 Nqoong munl）

【验方 1】枫树皮 50 g　　钩藤 50 g　　　五加皮 50 g　　九节风 50 g

白背风 30 g　　大发散 50 g　　　小发散 50 g　　中钻 50 g

大钻 40 g　　　金银花藤 50 g

用法：水煎至 50 L，泡洗全身。

【验方 2】毛冬青 15 g　　白纸扇 15 g　　山栀根 15 g　　十八症 15 g

小毛蒌 15 g　　龙骨风 15 g　　九节风 10 g　　小白背风 15 g

小发散 15 g　　刺鸭脚 15 g　　玉米须 10 g　　石上柏 10 g

远志 10 g　　　当归 10 g　　　黄芪 10 g

用法：水煎至 450 mL，分 3 次温服。

三十二、痛风（瑶名：泵闷 Bueil munl）

【验方 1】 银花 15 g　　　车前草 15 g　　　夏枯草 20 g　　　白背风 20 g

白凡木 30 g　　　细辛 3 g　　　　石韦 15 g　　　　麦冬 20 g

玄参 15 g　　　　小发散 20 g　　　龙骨风 20 g　　　毛冬青 30 g

木蝴蝶 15 g　　　穿心草 15 g　　　大蓟 30 g　　　　小蓟 30 g

用法：水煎至 450 mL，分 3 次温服。

【验方 2】 下山虎 30 g　　　两面针 30 g　　　麻风草 30 g　　　独活 30 g

土鳖虫 10 g　　　威灵仙 30 g　　　清风藤 30 g　　　大发散 30 g

七叶莲 30 g　　　防风 30 g　　　　蜈蚣 3 条　　　　麻骨风 30 g

用法：加白酒浸泡，外擦患处。

【验方 3】 走马胎 100 g　　　土牛膝 150 g　　　沉樟木 100 g　　　威灵仙 100 g

麻骨风 100 g　　　细辛 50 g　　　　血风藤 100 g　　　下山虎 100 g

过岗龙 150 g　　　半荷风 150 g　　　十八症 100 g　　　钩藤 100 g

金银花藤 100 g　　泽泻 120 g　　　　九节风 100 g

用法：水煎至 50 L，泡洗全身。

三十三、肺炎（瑶名：甫虾 Mbong munl）

【验方】 石仙桃 15 g　　　法半夏 15 g　　　陈皮 10 g　　　　茯苓 15 g

不出林 20 g　　　鱼腥草 15 g　　　十大功劳 10 g　　　黄芩 10 g

黄花倒水莲 20 g　　桑白皮 15 g　　　桔梗 10 g　　　　少年红 15 g

朝天罐 15 g

用法：水煎至 450 mL，分 3 次温服。

三十四、肺肿瘤（瑶名：甫蒋刘 Mboml ziangh liouh）

【验方】 白术 20 g　　　　砂仁 15 g　　　　肉桂 6 g　　　　　白狗肠 20 g

瑶医临床验方集（第一辑）

九龙盘 20 g　　　　山药 20 g　　　　党参 20 g

用法：水煎至 450 mL，分 3 次温服。

三十五、肺结核 ［瑶名：哈路 Hlh luh（Hah luh beangc）］

【验方1】鸡骨草 20 g　　　　山菠萝 20 g　　　　桑寄生 20 g

山栀子 20 g　　　　半枝莲 20 g　　　　白花蛇舌草 20 g

水石榴 30 g　　　　石上柏 20 g　　　　两面针 10 g

大蓟 20 g　　　　　小蓟 20 g　　　　　香附 15 g

三姐妹 20 g　　　　虎杖 20 g　　　　　白英草 20 g

肿瘤藤（星毛冠盖藤）20 g 沉香 20 g

用法：水煎至 450 mL，分 3 次温服。

【验方2】松树寄生 20 g　　　　石上虾 10 g　　　　千年竹 10 g

用法：水煎至 450 mL，分 3 次温服。

【验方3】石上柏 10 g　　穿破石 10 g　　牛大力 15 g　　十大功劳 10 g

百部 10 g　　　　地胆头 10 g　　水牛奶（台湾榕）10 g

灵芝 10 g　　　　鱼腥草 20 g　　五指牛奶 20 g　黄花倒水莲 20 g

用法：水煎至 450 mL，分 3 次温服。

三十六、气管炎 （瑶名：企紧 Kiex jienv)

【验方】麻黄 6 g　　　杏仁 10 g　　　款冬花 15 g　　桔梗 12 g

石仙桃 15 g　　五味子 10 g　　半夏 15 g　　　下沉香 10 g

十大功劳 15 g　白前 12 g　　　麦冬 15 g　　　不出林 10 g

百部 15 g　　　炙甘草 10 g

用法：水煎至 450 mL，分 3 次温服。

三十七、水肿 ［瑶名：醒雍别 Siel omlx baengc（bengc）］

【验方】山栀子 15 g　　山菠萝 20 g　　水石榴 20 g　　穿心草 15 g

野六谷 20 g　　猪苓 20 g　　泽泻 15 g　　大枣 20 g

当归 15 g　　党参 15 g　　黄芪 15 g　　鸡骨草 20 g

茯苓皮 15 g　　姜皮 6 g　　炙甘草 5 g

用法：水煎至 450 mL，分 3 次温服。

三十八、肝硬化腹水（瑶名：篮泵别 Hranl nqaengc maih woml）

【验方 1】绣花针 15 g　　穿心草 15 g　　鸡骨草 20 g　　茯苓皮 15 g

野六谷 15 g　　马蹄金 15 g　　薏苡仁 20 g　　车前草 15 g

山栀子 20 g　　大蓟 20 g　　小蓟 20 g　　半枝莲 15 g

半边莲 15 g　　山菠萝 20 g　　水石榴 30 g　　虎杖 20 g

七叶一枝花 10 g　　甘草 6 g　　白花蛇舌草 15 g

用法：水煎至 450 mL，分 3 次温服。

【验方 2】水石榴 30 g　　胡黄连 10 g　　砂仁 10 g　　土茯苓 15 g

白芍 20 g　　满天星 15 g　　半边莲 15 g　　半枝莲 15 g

白术 15 g　　人参 10 g　　黄芪 20 g　　一枝黄花 15 g

山药 20 g　　当归 10 g　　黄芩 10 g　　炮山甲 5 g

丹参 15 g

用法：水煎至 450 mL，分 3 次温服。

【验方 3】黄芪 15 g　　茯苓 20 g　　陈皮 15 g　　石上柏 20 g

山栀根 20 g　　虎杖 20 g　　鸡骨草 20 g　　水石榴 30 g

吊水莲 15 g　　小叶捻 20 g　　薏苡仁 20 g　　大蓟 10 g

小蓟 10 g　　山菠萝 20 g　　生大黄 15 g　　柴胡 15 g

射干 15 g

用法：水煎至 450 mL，分 3 次温服。

瑶医临床验方集（第一辑）

三十九、腹水（瑶名：舍泵别 Gieh siel waml）

【验方】绣花针 15 g　　穿心草 15 g　　鸡骨草 20 g　　茯苓皮 15 g

野六谷 15 g　　马蹄金 15 g　　薏苡仁 20 g　　车前草 15 g

山栀子 20 g　　大蓟 20 g　　小蓟 20 g　　白花蛇舌草 15 g

半枝莲 15 g　　半边莲 15 g　　山菠萝 20 g　　水石榴 20 g

甘草 5 g

用法：水煎至 450 mL，分 3 次温服。

四十、肝肿瘤（瑶名：篮蒋刘 Hlanl ziangh lauh）

【验方】柴胡 15 g　　白芍 45 g　　郁金 15 g　　延胡索 15 g

山栀根 30 g　　绣花针 30 g　　白花蛇舌草 30 g　　重楼 10 g

水石榴 20 g　　五指毛桃 20 g　　苏木 35 g　　鸡骨草 30 g

下沉香 10 g

用法：水煎至 450 mL，分 3 次温服。

四十一、肝硬化（瑶名：篮结 Hlanl nquengc）

【验方】柴胡 12 g　　当归 12 g　　白芍 20 g　　虎刺 20 g

不出林 15 g　　排钱草 10 g　　半枝莲 10 g　　田基黄 10 g

虎杖 20 g　　延胡索 10 g　　水石榴 20 g　　香附 10 g

马鞭草 10 g　　佛手 10 g　　郁金 10 g　　山栀根 20 g

用法：水煎至 450 mL，分 3 次温服。

四十二、肾结石症（瑶名：应子庆辣贝 Yinr ziev ziangh leih piev）

【验方1】白纸扇 15 g　　山栀根 15 g　　野六谷 15 g　　冬葵子 15 g

车前草 15 g　　海金沙 15 g　　石韦 15 g　　萹蓄 15 g

磨盘草 15 g　　金钱草 30 g　　网脉鸡血藤 10 g　　瞿麦 15 g

石见穿 15 g　　王不留行 20 g　　陈皮 10 g　　黄柏 10 g

枳壳 15 g　　　　鸡内金 10 g　　　　血风藤 15 g

用法：水煎至 450 mL，分 3 次温服。

【验方2】白纸扇 15 g　　　　山栀根 15 g　　　野六谷 15 g　　　车前草 15 g

网脉鸡血藤 100 g　薏苡仁 20 g　　　石韦 10 g　　　海金沙藤 15 g

石见穿 15 g　　　　冬葵子 15 g　　　蔊蓄 15 g　　　陈皮 10 g

枳壳 10 g　　　　　鸡内金 15 g　　　王不留行 10 g　黄柏 10 g

穿破石 20 g　　　　黄芩 10 g　　　　石上柏 10 g　　鸡血藤 15 g

用法：水煎至 450 mL，分 3 次温服。

四十三、胆结石 （瑶名：胆庆辣贝 Damv ziangh leih piev）

【验方】白纸扇 15 g　　　　山栀根 15 g　　　野六谷 15 g　　　车前草 15 g

石韦 15 g　　　　　金钱草 20 g　　　陈皮 10 g　　　枳壳 15 g

王不留行 20 g　　　鸡内金 10 g　　　穿破石 20 g　　网脉鸡血藤 10 g

海金沙藤 15 g　　　磨盘草 15 g　　　水石榴 15 g

用法：水煎至 450 mL，分 3 次温服。

四十四、胆囊炎 （瑶名：胆布虷 Damv gorml）

【验方】地胆头 20 g　　　　救必应 30 g　　　野六谷 15 g　　　车前草 15 g

海金沙 10 g　　　　薏苡仁 20 g　　　白纸扇 20 g　　山栀根 20 g

山茱萸 10 g　　　　金樱子 20 g　　　黄精 20 g　　　牛大力 30 g

鱼腥草 15 g　　　　土茯苓 20 g

用法：水煎至 450 mL，分 3 次温服。

四十五、结石病 （瑶名：庆辣贝别 Gin leih beiv baengc）

【验方】胡秃子 30 g　　　　野六谷 30 g　　　玉叶金花 20 g　　三棱 20 g

莪术 20 g　　　　　海金沙粉 30 g　　网脉鸡血藤 30 g　麦冬 25 g

郁金 25 g　　　　　鸡内金 30 g　　　穿破石 30 g　　滑石粉 20 g

用法：水煎至 450 mL，分 3 次温服。

四十六、感冒（瑶名：哈轮 Bunq hal）

【验方】钩藤 100 g　　　九节风 100 g　　　白背风 50 g　　　桂枝 50 g

砂仁草 100 g　　金银花藤 50 g　　下山虎 100 g　　血藤 50 g

满山香 50 g　　　木瓜 50 g

用法：水煎至 50 L，泡洗全身。

四十七、鼻血（瑶名：比困春藏 Beh kueq cueq nziaamv）

【验方】穿心草 15 g　　　大蓟 15 g　　　小蓟 15 g　　　绣花针 20 g

射干 15 g　　　　雷公根 15 g　　　淡竹叶 15 g　　　灯心草 15 g

金银花 10 g　　　大青叶 15 g　　　茅草根 15 g　　　车前草 10 g

生地 30 g　　　　甘草 5 g

用法：水煎至 450 mL，分 3 次温服。

四十八、高脂血 ［瑶名：占紧 Nziaamv njier（njer）］

【验方】野荞麦 20 g　　　山楂 30 g　　　荷叶 10 g　　　凤尾草 15 g

仙鹤草 20 g　　　山菠萝 20 g　　　岗梅 20 g　　　穿心草 15 g

绣花针 15 g　　　五味子 15 g　　　白凡木 20 g　　　大蓟 20 g

小蓟 20 g　　　　白纸扇 15 g　　　天花粉 20 g　　　玉米须 10 g

用法：水煎至 450 mL，分 3 次温服。

四十九、低血压（瑶名：藏脉矣 Nziaamh mer aiv）

【验方】鸡血藤 20 g　　黄花倒水莲 20 g　　五指毛桃 20 g　　白芍 20 g

红丝线 20 g　　　当归 15 g　　　　熟地 20 g　　　党参 20 g

玉竹 20 g　　　　黄精 20 g　　　　黄芪 20 g　　　何首乌 20 g

枸杞子 15 g　　　炙甘草 5 g

用法：水煎至 450 mL，分 3 次温服。

五十、口腔溃疡 （瑶名：锥突 Nzuh huv）

【验方】穿心草 15 g 　大蓟 20 g 　　　小蓟 20 g 　　　金银花 20 g

　　　　紫花地丁 15 g 　棉茵陈 15 g 　　麦冬 15 g 　　　金线风 10 g

　　　　黄柏 15 g 　　　十大功劳 10 g 　板蓝根 15 g 　　诃子 15 g

　　　　乌梅 20 g 　　　毛冬青 20 g 　　甘草 5 g

　　　　用法：水煎至 450 mL，分 3 次温服。

五十一、下焦湿热 （瑶名：给舍夏哥 Geh sel ndev gorml）

【验方】生地 15 g 　　　玄参 10 g 　　　山芝麻 10 g 　　虎杖 15 g

　　　　十大功劳 10 g 　三颗针 10 g 　　白狗肠 10 g 　　地葱 10 g

　　　　枳壳 10 g 　　　地胆头 10 g 　　白芍 15 g

　　　　用法：水煎至 450 mL，分 3 次温服。

五十二、口腔炎 （瑶名：锥轩 Nzuh gorml）

【验方】毛冬青 20 g 　　石上柏 15 g 　　救必应 15 g 　　地胆头 15 g

　　　　白纸扇 15 g 　　黄柏 10 g 　　　山栀根 15 g 　　三姐妹 15 g

　　　　黄花倒水莲 15 g　柴胡 10 g 　　　连翘 10 g 　　　陈皮 10 g

　　　　用法：水煎至 450 mL，分 3 次温服。

五十三、尿毒症 （瑶名：月独别 Wiez dur baengc）

【验方】白狗肠 25 g 　　花粉 30 g 　　　竹茹 18 g 　　　酸藤根 30 g

　　　　三姐妹 25 g 　　苍术 15 g 　　　槟榔 30 g 　　　牛膝 15 g

　　　　巴戟 30 g 　　　白芍 30 g 　　　附子 18 g 　　　熟地 18 g

　　　　首乌 25 g 　　　钩藤 30 g 　　　天麻 20 g 　　　远志 18 g

　　　　杭菊花 18 g

　　　　用法：水煎至 450 mL，分 3 次温服。

瑶医临床验方集（第一辑）

五十四、脑梗后遗症 （瑶名：伯公凡别 Beh ngongv famv baengc）

【验方 1】麻骨风 100 g　　上山虎 100 g　　中钻 100 g　　大钻 100 g

钩藤 100 g　　马尾松 100 g　　九节风 100 g　　五加皮 50 g

半荷风 150 g　　枫树皮 100 g　　活血丹 50 g　　过山龙 100 g

用法：水煎至 50 L，泡洗全身。

【验方 2】九节风 50 g　　半荷风 50 g　　麻骨风 50 g　　鸭仔风 100 g

血藤 50 g　　大钻 50 g　　伸筋草 50 g　　下山虎 50 g

二十四症 50 g　　桂枝 50 g

用法：水煎至 50 L，泡洗全身。

五十五、中风 （瑶名：边崩 Bienh maengx bunl）

【验方 1】清风藤 100 g　　麻骨风 100 g　　九节风 100 g　　毛冬青 100 g

九层皮 100 g　　小钻 100 g　　金银花藤 100 g　　七叶莲 100 g

四方藤 60 g　　半荷风 150 g　　过岗龙 100 g　　走马胎 80 g

马尾松 100 g　　牛尾菜 60 g　　乳香 30 g　　没药 30 g

血风藤 100 g　　当归藤 100 g

用法：水煎至 50 L，泡洗全身。

【验方 2】九节风 100 g　　钩藤 100 g　　大发散 100 g　　小毛蒌 50 g

小钻 100 g　　半荷风 100 g　　枫树皮 100 g　　过岗龙 100 g

麻骨风 100 g　　飞龙掌血 100 g　　土砂仁 100 g　　小白背藤 100 g

鸭仔风 100 g

用法：水煎至 50 L，泡洗全身。

【验方 3】天麻 10 g　　远志 10 g　　牛大力 30 g　　千斤拔 20 g

走马胎 15 g　　牛膝 20 g　　十八症 15 g　　蜈蚣 1 条

全蝎 6 g　　　　水蛭 10 g　　　　双钩 15 g

用法：水煎至 450 mL，分 3 次温服。

【验方 4】九节风 100 g　　钩藤 100 g　　发散 100 g　　小钻 100 g

小毛蒌 10 g　　半荷风 100 g　　枫树皮 100 g　　过岗龙 100 g

麻骨风 100 g　　飞龙掌血 100 g　　土砂仁 100 g　　鸭仔风 100 g

小白背藤 100 g

用法：水煎至 50 L，泡洗全身。

五十六、脑梗死（瑶名：伯公凡姐 Beh ngongv faamv zaengq）

【验方】麻骨风 100 g　　九节风 100 g　　半荷风 100 g　　马尾松 100 g

中钻 100 g　　大钻 100 g　　白背风 50 g　　七叶莲 100 g

钩藤 100 g　　五加皮 50 g　　枫树皮 100 g　　走马胎 150 g

鸭仔风 100 g

用法：水煎至 50 L，泡洗全身。

五十七、盗汗（瑶名：念汗 Ndimc hanc）

【验方】金樱子 50 g　　金银花藤 50 g　　枫树皮 50 g　　九节风 50 g

五指毛桃 30 g　　盐肤木 100 g　　防风 20 g　　荆芥 20 g

白背风 50 g

用法：水煎至 50 L，泡洗全身。

五十八、类风湿性关节炎（瑶名：崩闭闷 Bul guengl zaengc gorm）

【验方】黄芪 30 g　　防己 12 g　　土茯苓 30 g　　地骨皮 20 g

防风 13 g　　白术 12 g　　当归 12 g　　羌活 12 g

独活 12 g　　桑枝 30 g　　牛膝 10 g　　钩藤 15 g

秀丽葱木 15 g

用法：水煎至 450 mL，分 3 次温服。

五十九、慢发性高血压 ［瑶名：**样琅病** Nziaamh mer baengc（Nziaamh mer langl）］

【验方1】 地骨皮 60 g　　　笔筒草 15 g　　　马齿苋 15 g

用法：加小量白糖或猪肉，加水 1.5 L 煎至 1 L，分 2 次服，隔日 1 剂，连服 7 剂为 1 个疗程。血压明显下降时，为保持疗效可每隔 7 天重服 1 个疗程。

【验方2】 毛冬青 30 g　　　牛膝 30 g　　　野葛根 30 g　　　钩藤根 30 g

杜仲 20 g　　　罗汉果 1 个

用法：水煎至 450 mL，分 3 次温服。

【验方3】 望江南 15 g　　　臭茉莉根 30 g　　鹰不扑根 30 g　　淡竹叶 15 g

用法：水煎至 450 mL，分 3 次温服。

【验方4】 冷松 10 g　　　红松 10 g　　　侧柏 10 g　　　松树 12 g

二层皮 10 g　　　银杏叶 10 g

用法：水煎至 450 mL，分 3 次温服。

六十、胃癌出血、胃出血（瑶名：**为春藏** Mbur cueq nziaamv）

【验方】 生大黄 3 g　　　仙鹤草 10 g

用法：水煎至 150 mL，分 3 次服，能及时止血、止痛。

六十一、顽固性慢性便秘（瑶名：**改严** Nqaiv ngengc）

【验方】 生大黄粉 3～6 g　　　乳酶生 7 片

用法：混合成粉，温开水送服，每晚 1 次，连服 2～4 周，可痊愈。

内

科

六十二、慢性肾功能衰竭（瑶名：应子盖 Yinr zeiv nqail）

【验方】 生大黄 30 g 臭牡丹 50 g

　　用法：加水 500 mL 煎至 200 mL 后，用纱布过滤药水，将药水装入瓶内灌肠，每天 1～2 次，2 周为 1 个疗程，4～5 周可痊愈。

六十三、流行性乙型脑炎（瑶名：伯公凡 Beh ngongv famv gorml）

【验方】 大青叶 500 g

　　用法：加水 2 L 煎至 1.5 L，分 2～3 次服，连服药 7～9 天。

六十四、急性胃肠炎：腹泻不止，上吐下泻（瑶名：就港虾 Bux geih seil）

【验方】 鲜桃金娘叶心 50 g

　　用法：加水 200 mL 煎开后，一次吃完。

六十五、鼻常出血不止（瑶名：伯苦春藏 Beh kueq cueq nziaaml beangc）

【验方】 鲜路边菊（野菊花）全草 150 g

　　用法：加第二次淘米水 200 mL，一块捣烂后服药水，连服 3 次。

六十六、耳鸣（瑶名：伯端冬 Ndomh ndul）

【验方】 石菖蒲 60 g

　　用法：水煎至服，每天 1 剂，连服 5～7 天。

六十七、水肿（瑶名：醒雍 Sinl omx beangc）

【验方】 田螺 2～3 只（洗净后去壳），食盐 20 g

　　用法：一块捣烂后放在肚脐上用纱布包好。肾脏性腹水都可使腹水消退。每天捣药一次，连续使用，至水肿消失为止。

六十八、扁桃体炎、骨结核 (瑶名：浆蛾 Ziangh nyoh、碰纪 Mbunv gieq)

【验方】皂角刺 9 g　　　山豆根 10 g

用法：水煎至服，每日 1 剂。

六十九、百日咳、支气管炎 (瑶名：怒哈、哈紧 Ngl jiev beangc)

【验方】母鸡胆 3 个

用法：加蜜糖和小量水，先把鸡胆打破放入碗内和蜜糖一块蒸熟。水煎至 450 mL，分 3 次温服，每日 1 剂。

七十、阳痿 [瑶名：盖昧严 Gaaix (gaix) meic nqeangc]

【验方】顶天柱 10 g　　　石南藤 12 g　　　千斤拔 20 g　　　红杜仲 15 g
牛大力 20 g　　　巴戟 10 g　　　仙茅 12 g　　　梨果榕 20 g
黄花倒水莲 15 g　　狗鞭 10 g

用法：水煎至 450 mL，分 3 次温服；或泡酒服。

七十一、黄疸病 (瑶名：篮疸 Wiangh daamv beangc)

【验方】山枇杷 12 g　　　洗手果 10 g　　　大凉伞 15 g　　　车前草 12 g
地榆 10 g

用法：水煎至 450 mL，分 3 次温服。

七十二、黄疸肝炎 (瑶名：望胆篮虷 Wiangh daamv laanl gormg)

【验方】熊胆木 10 g　　　虎杖 12 g　　　百解 10 g

用法：水煎至 450 mL，分 3 次温服。

七十三、痧症 (瑶名：痧 Sah beangc)

【验方】鲜老虎芋 100 g

用法：切片，置铁锅中炒微黄，再放生锈铁钉 6 个、米 50 g 共炒至黄，加水煮半小时后服。

七十四、癫痫 （瑶名：布辣 Bunq ndinl）

【验方】荷莲豆10 g　　　七叶一枝花10 g　　　香椿皮20 g

　　用法：水煎至 450 mL，分 3 次温服。

七十五、支气管炎 （瑶名：哈紧 Kiex goonv beangc）

【验方1】石仙桃10 g　　　千年竹10 g　　　少年红10 g　　　红毛毡10 g

　　　水杨柳10 g　　　十大功劳10 g

　　　用法：水煎至 450 mL，分 3 次温服。

【验方2】红毛毡10 g　　　一箭球10 g　　　大钻10 g　　　满天星6 g

　　　用法：水煎至 450 mL，分 3 次温服。

七十六、胃出血 （瑶名：布出藏 Mbur cueq nziaam）

【验方】桃金娘根20 g　　　羊开口根20 g　　　地榆10 g

　　用法：水煎至 450 mL，分 3 次温服。

七十七、胃痛 （瑶名：卡西闷 Mbur munl）

【验方1】九龙藤20 g　　　九龙盘10 g　　　大钻20 g　　　沉香10 g

　　　砂仁草10 g　　　九层皮10 g　　　华泽兰10 g

　　　用法：水煎至 450 mL，分 3 次温服。

【验方2】一点血10 g　　　水田七10 g　　　地榆10 g　　　沉香10 g

　　　用法：水煎至 450 mL，分 3 次温服。

七十八、结肠炎 （瑶名：港虷 Gangh gormg）

【验方】蕺菜10 g　　　地葱根20 g　　　九节风20 g　　　黄药子10 g

　　金樱根20 g　　　胡颓子10 g

　　用法：水煎至 450 mL，分 3 次温服。

七十九、咳血（瑶名：怒藏 Nhomq nziaamv）

【验方】地胆头 10 g　　　百部 10 g　　　芝麻叶 10 g

　　　用法：水煎至 450 mL，分 3 次温服。

八十、风湿性心脏病（瑶名：崩毕扭 Buel bier nyouv）

【验方】水牛奶根 15 g　　　毛冬青根 20 g　　　车前草 15 g

　　　用法：配猪脚或排骨煎煮至 400 mL，分 3 次温服。

八十一、心脏病（瑶名：新雍白 Sinh nyouv beangc）

【验方1】猫儿刺 10 g　　　见风消 10 g　　　芭蕉蕾 10 g

　　　用法：配猪心煎煮至 400 mL，分 3 次温服。

【验方2】芭蕉蕾 10 g　　　水牛奶 15 g　　　金边罗伞 10 g　　　谷精草 6 g

　　　用法：水煎至 400 mL，分 3 次温服。

内

科

27

外科

一、腰椎间盘突出 （瑶名：改碰驳 Gaaih mbux beangc)

【验方】千斤拔 15 g　　猪肚木 30 g　　狼狗尾 20 g　　牛尾菜 20 g

两面针 10 g　　九节风 15 g　　川牛膝 15 g　　川杜仲 15 g

金樱子 20 g　　山药 20 g　　木瓜 15 g　　独活 15 g

走马胎 20 g　　龙骨风 20 g　　甘草 5 g

用法：水煎至 450 mL，分 3 次温服。

二、关节炎 （瑶名：岸别 Goonl zieec gorm)

【验方】麻骨风 50 g　　九节风 50 g　　白背风 30 g　　中钻 50 g

大钻 50 g　　七叶莲 50 g　　半荷风 50 g　　钩藤 50 g

两面针 20 g　　满山香 30 g　　鸭仔风 30 g　　三叉苦 30 g

用法：水煎至 50 L，泡洗全身。

三、风湿骨痛症 （瑶名：崩别 Buel beangc)

【验方1】千斤拔 15 g　　当归 15 g　　九节风 20 g　　牛大力 15 g

龙骨风 20 g　　狼狗尾 20 g　　川杜仲 20 g　　川牛膝 15 g

走马胎 15 g　　山药 20 g　　威灵仙 20 g　　狗脊 15 g

续断 15 g　　川木瓜 15 g　　鸡血藤 20 g　　甘草 5 g

用法：水煎至 450 mL，分 3 次温服。

【验方2】风湿骨痛药酒

用法：外擦痛处。

四、风湿性关节炎 （瑶名：崩闭闷 Buel mbiex munl)

【验方1】千斤拔 20 g　　牛大力 20 g　　狼狗尾 20 g　　牛尾菜 20 g

狗脊 20 g　　九节风 20 g　　川牛膝 15 g　　川杜仲 15 g

龙骨风 20 g　　走马胎 20 g　　鸡血藤 15 g　　川木瓜 20 g

当归 10 g   四方钻 20 g   大枣 15 个   威灵仙 15 g

甘草 5 g

用法：水煎至 450 mL，分 3 次温服。

【验方 2】麻骨风 50 g   鸭仔风 50 g   七叶莲 50 g   九节风 50 g

枫树皮 50 g   五加皮 50 g   马尾松 50 g   中钻 50 g

大钻 50 g   满山香 50 g

用法：水煎至 50 L，泡洗全身。

【验方 3】麻骨风 100 g   马尾松 100 g   七叶莲 100 g   九节风 100 g

中钻 100 g   大钻 100 g   铜钻 50 g   两面针 50 g

钩藤 100 g   飞龙掌血 100 g   半荷风 100 g

用法：水煎至 50 L，泡洗全身。

【验方 4】千斤拔 20 g   牛尾菜 20 g   当归 15 g   威灵仙 15 g

木瓜 15 g   独活 15 g   羌活 15 g   大枣 20 g

枸杞子 20 g   龙骨风 20 g   玉竹 15 g   黄芪 20 g

杜仲 20 g   走马胎 30 g   九节风 20 g   四方钻 20 g

延胡索 10 g   甘草 5 g

用法：水煎至 450 mL，分 3 次温服。

五、腰椎术后症（瑶名：改碰动着别 Daih mbuiv dongz nzur baengc）

【验方】鸭仔风 50 g   九节风 50 g   七叶莲 50 g   中钻 50 g

大钻 50 g   枫树皮 50 g   两面针 20 g   麻骨风 50 g

穿破石 50 g   金银花藤 50 g   清风藤 30 g   钩藤 50 g

马尾松 50 g

用法：水煎至 50 L，泡洗全身。

六、坐骨神经痛（瑶名：泵岸闷 Zueiz mbuv janl munl）

【验方1】 千斤拔 15 g　　九节风 20 g　　龙骨风 20 g　　白背风 20 g

两面针 10 g　　牛尾菜 20 g　　狼狗尾 20 g　　猪肚木 20 g

当归 15 g　　　鸡血藤 20 g　　走马胎 20 g　　红花 5 g

大枣 15 个　　甘草 5 g

用法：水煎至 450 mL，分 3 次温服。

【验方2】 九节风 15 g　　千斤拔 15 g　　牛尾菜 20 g　　猪肚木 20 g

牛膝 15 g　　　木瓜 15 g　　　夏枯草 20 g　　钩藤 20 g

白背风 20 g　　毛冬青 20 g　　两面针 10 g　　狼狗尾 20 g

独活 20 g　　　续断 15 g　　　狗脊 20 g

用法：水煎至 450 mL，分 3 次温服。

【验方3】 麻骨风 100 g　七叶莲 100 g　九节风 100 g　中钻 100 g

大钻 100 g　　马尾松 100 g　金银花藤 100 g　两面针 50 g

半荷风 100 g　枫树皮 100 g　牛耳枫 100 g

用法：水煎至 50 L，泡洗全身。

【验方4】 千斤拔 30 g　　山花椒 10 g　　两面针 5 g　　七叶莲 30 g

九节风 15 g　　牛尾菜 20 g　　狼狗尾 30 g　　当归 12 g

鸡血藤 15 g　　走马胎 15 g　　红花 10 g

用法：水煎至 400 mL，分 3 次温服。

七、腰椎病（瑶名：改朋别 Gaih mbuiv baengc）

【验方】 千斤拔 20 g　　牛尾菜 30 g　　狼狗尾 20 g　　川木瓜 20 g

川杜仲 20 g　　狗脊 20 g　　　牛膝 15 g　　　四方钻 20 g

丹参 20 g　　　当归 15 g　　　两面针 10 g　　山药 20 g

枸杞子 20 g　　　　大枣 20 个

用法：水煎至 450 mL，分 3 次温服。

八、腿痛 （瑶名：照醉闷 Zauh zuih munl）

【验方】两面针 8 g　　　牛尾菜 20 g　　　小钻 20 g　　　救必应 15 g

当归 15 g　　　川杜仲 15 g　　　枸杞子 20 g　　　金银花 10 g

独活 15 g　　　千年健 15 g　　　党参 20 g　　　黄芪 15 g

延胡索 15 g　　　下山虎 15 g　　　泽泻 10 g　　　茜草 10 g

甘草 10 g

用法：水煎至 450 mL，分 3 次温服。

九、腰椎退行性改变 （瑶名：改变别 Gaih mbniv baengc）

【验方 1】千斤拔 15 g　　　猪肚木 30 g　　　九节风 15 g　　　狗脊 20 g

牛膝 15 g　　　杜仲 15 g　　　狼狗尾 20 g　　　金樱子 20 g

枸杞子 20 g　　　马尾松 15 g　　　走马胎 15 g　　　龙骨风 10 g

当归 10 g　　　甘草 5 g

用法：水煎至 450 mL，分 3 次温服。

【验方 2】千斤拔 15 g　　　川杜仲 15 g　　　狼狗尾 20 g　　　牛尾菜 20 g

走马胎 15 g　　　龙骨风 20 g　　　枸杞子 15 g　　　淮山 20 g

当归 15 g　　　大枣 15 个　　　金樱子 20 g　　　狗脊 15 g

川木瓜 20 g　　　鸡血藤 20 g　　　甘草 5 g

用法：水煎至 450 mL，分 3 次温服。

十、陈旧性腰肌劳损 （瑶名：壶改别 Luh daih baengc）

【验方】千斤拔 20 g　　　牛尾菜 20 g　　　山药 20 g　　　枸杞子 20 g

狗脊 20 g　　　杜仲 20 g　　　狼狗尾 20 g　　　黄精 20 g

金樱子 20 g　　　　黄芪 20 g　　　　　独脚仙毛 15 g　　锁阳 10 g

龙骨风 20 g

用法：水煎至 450 mL，分 3 次温服。

十一、腰痛（瑶名：改闷 Gaih munl）

【验方 1】五指毛桃 20 g　　黄花倒水莲 15 g　　九牛藤 15 g　　牛尾菜 15 g

龙骨风 10 g　　　血风藤 15 g　　　　千斤拔 10 g　　牛大力 15 g

刺五加皮 10 g　　金樱根 20 g　　　　甘草 6 g

用法：水煎至 450 mL，分 3 次温服。

【验方 2】重楼 60 g　　　　红花 40 g　　　　细辛 50 g　　　　走马胎 50 g

五加皮 50 g

用法：共打粉，调药酒外敷患处。

十二、肾亏腰痛（瑶名：应子戏改闷 Yinr ziev heil gaiv munl）

【验方 1】千金拔 20 g　　　牛尾菜 20 g　　山药 20 g　　　枸杞子 20 g

党参 20 g　　　　淫羊藿 10 g　　狗脊 20 g　　　龙骨风 20 g

狼狗尾 20 g　　　黄精 20 g　　　独脚仙毛 20 g　肉苁蓉 10 g

川杜仲 15 g　　　金樱子 20 g　　桑螵蛸 10 g

用法：水煎至 450 mL，分 3 次温服。

【验方 2】千金拔 15 g　　　狼狗尾 20 g　　枸杞子 20 g　　牛大力 20 g

牛尾菜 15 g　　　黄精 20 g　　　黄芪 20 g　　　玉竹 20 g

独脚仙毛 20 g　　大枣 20 g　　　黄花倒水莲 15 g　穿心草 15 g

麦冬 20 g　　　　淫羊藿 10 g　　肉苁蓉 15 g　　巴戟 10 g

甘草 5 g

用法：水煎至 450 mL，分 3 次温服。

外科

35

十三、肩周炎 （瑶名：布到虾 Beh dauh gorm）

【验方1】 木瓜 30 g　　　过岗龙 20 g　　　走马胎 30 g　　　白芍 30 g

麻骨风 30 g　　　独活 20 g　　　羌活 20 g　　　天麻 20 g

三姐妹 30 g　　　白背风 20 g　　　威灵仙 20 g　　　黄芩 12 g

黄芪 20 g　　　虎杖 25 g

用法：水煎至 450 mL，分 3 次温服。

【验方2】 血风藤 100 g　　　过岗龙 150 g　　　麻骨风 100 g　　　白背风 100 g

大钻 100 g　　　小钻 100 g　　　大发散 100 g　　　小发散 100 g

沉樟香 100 g　　　虎杖 150 g

用法：水煎至 50 L，泡洗全身。

十四、膝关节增生 （瑶名：张驳将崩 Cengh mbor ziangh mbuiv）

【验方】 九节风 100 g　　　麻骨风 100 g　　　鸭仔风 100 g　　　大钻 100 g

中钻 100 g　　　半荷风 100 g　　　两面针 50 g　　　小发散 100 g

七叶莲 100 g　　　马尾松 100 g

用法：水煎至 50 L，泡洗全身。

十五、膝关节肿痛 （瑶名：张驳翁闷 Cengh mbor omx munl）

【验方】 走马胎 100 g　　　五加皮 100 g　　　穿破石 100 g　　　独脚风 100 g

清风藤 100 g　　　石菖蒲 100 g　　　威灵仙 100 g　　　水浸木 100 g

小钻 100 g　　　细辛 70 g　　　泽泻 100 g　　　独活 100 g

活血丹 100 g

用法：水煎至 50 L，泡洗全身。

十六、膝关节炎 （瑶名：张驳虾 Cengh mbor gorm）

【验方】 血风藤 100 g　　　上山虎 100 g　　　小毛蓉 100 g　　　水泽兰 100 g

金银花藤 100 g　　飞龙掌血 100 g　　小白背藤 100 g　过岗龙 100 g

猪肚木 100 g　　　刺鸭脚 100 g

用法：水煎至 50 L，泡洗全身。

十七、创伤性关节炎 （瑶名：播冲岸别 Mboq zul gorm）

【验方】 血藤 50 g　　　　钩藤 50 g　　　　马尾松 30 g　　　　威灵仙 50 g

五加皮 50 g　　　海桐皮 50 g　　　花椒 30 g　　　　麻骨风 50 g

制川乌 30 g　　　活血丹 50 g

用法：水煎至 4 L，外洗局部。

十八、双下肢脉管炎 （瑶名：照干别 Zaux janl baengc）

【验方】 五加皮 50 g　　　海桐皮 50 g　　　苏木 50 g　　　　威灵仙 100 g

九节风 50 g　　　两面针 50 g　　　血藤 50 g　　　　活血丹 50 g

桂枝 50 g　　　　毛冬青 100 g

用法：水煎至 4 L，外洗双下肢。

十九、脉管炎 （瑶名：佳不弄 Janl gauv gorml）

【验方1】 毛冬青 150 g　　金银花藤 100 g　九层皮 100 g　　黄柏 50 g

丹参 50 g　　　　九节风 50 g　　　刺鸭脚木 50 g　苍术 30 g

小发散 50 g　　　朱砂根 50 g　　　苦参 50 g

用法：水煎至 4 L，分 3 次外洗患处。

【验方2】 麻骨风 100 g　　马尾松 100 g　　七叶莲 100 g　　中钻 100 g

大钻 100 g　　　金银花藤 100 g　九节风 100 g　　两面针 30 g

软筋藤 30 g　　　扁骨风 50 g　　　白背风 50 g　　五加皮 50 g

用法：水煎至 4 L，外洗患处。

二十、化脓性关节炎 (瑶名：不弄 Gonl zaengc bunh ndongc)

【验方】马尾松 100 g　　金银花藤 100 g　　黄柏 30 g　　十大功劳 20 g

两面针 20 g　　七叶莲 100 g　　九节风 50 g　钩藤 100 g

大发散 100 g　　小发散 100 g

用法：水煎至 4 L，外洗局部。

二十一、手部外伤 (瑶名：布冲 Buiz cunl)

【验方 1】黄柏 10 g　　金银花 10 g　　白及 10 g　　象皮 10 g

三七 10 g　　蛇床子 10 g　　合欢皮 10 g　冰片 5 g

用法：共打粉，调敷患处。

【验方 2】白鲜皮 20 g　　蛇床子 10 g　　路路通 10 g　防风 15 g

蛇皮 5 g　　露蜂房 15 g　　地肤子 10 g　百部 15 g

皂角刺 15 g　丹参 20 g　　红花 6 g　　乌梅 20 g

苦参 10 g　　金银花 10 g　　枯矾 5 g　　冰片 5 g

用法：水煎至 1.5 L，外洗患处。

二十二、伤口不愈合 (瑶名：类将弄 Cunl kueiq meiv longx)

【验方 1】五倍子 10 g　　黄柏 10 g　　金银花 10 g　白及 10 g

象皮 10 g　　三七 10 g　　蛇床子 10 g　合欢皮 10 g

冰片 5 g

用法：共打粉，外敷患处。

【验方 2】白鲜皮 30 g　　蛇床子 20 g　　路路通 20 g　　防风 30 g

蛇皮 5 g　　露蜂房 5 g　　地肤子 20 g　　百部 30 g

紫花地丁 20 g　皂角刺 30 g　　丹参 30 g　　红花 10 g

乌梅 30 g　　苦参 30 g　　金银花 20 g　　枯矾 10 g（后下）

用法：水煎至 3 L，外洗局部。

二十三、伤口感染（瑶名：不弄 Cunl kueiq bunq ndongc）

【验方】熊胆木 50 g　　　苦参 30 g　　　三叉苦 50 g　　　穿心莲 50 g

扛板归 30 g　　　盐肤木 50 g　　　黄柏 30 g　　　苦李根 50 g

白鲜皮 30 g　　　土茯苓 50 g　　　九里明 50 g　　　毛冬青 50 g

白花蛇舌草 50 g　　　十大功劳 50 g

用法：水煎至 4 L，外洗局部。

二十四、踝关节扭伤（瑶名：问冲 Zaux gangl weq cunl）

【验方】黄柏 50 g　　　大黄 50 g　　　防己 50 g　　　花椒 30 g

血藤 100 g　　　苏木 30 g　　　马尾松 30 g　　　九节风 50 g

牛膝 30 g　　　沉樟木 50 g　　　两面针 50 g

用法：水煎至 2 L，泡洗局部。

二十五、跌打损伤（瑶名：播冲 Ndonr munl、扭冲 Hnouy cungl）

【验方1】桃仁 10 g　　　红花 10 g　　　苏木 15 g　　　大黄 10 g

乳香 6 g　　　没药 6 g　　　白芍 15 g　　　赤芍 10 g

续断 10 g　　　三七 5 g　　　牛尾菜 15 g　　　甘草 6 g

清风藤 15 g

用法：水煎至 450 mL，分 3 次温服。

【验方2】活血丹 50 g　　　酢浆草 50 g　　　黑节风 50 g　　　姜三七 50 g

走马风 50 g

用法：共打烂酒炒，外敷局部。

【验方3】鲜上山虎皮 10 g　　　活血丹 50 g

用法：共打烂，外敷患处。

【验方 4】豆角肖生 200 g　　　　甜米酒渣适量

用法：共捣烂敷患处。

【验方 5】石菖蒲根 50 g　　　　甜米酒渣适量

用法：共捣烂敷患处。

二十六、双下肢疼痛 （瑶名：照堆闷 Zauh dunl munl）

【验方】上山虎 60 g　　　下山虎 60 g　　　穿破石 50 g　　　两面针 50 g

麻骨风 50 g　　　朱砂根 50 g　　　走马胎 50 g　　　马尾松 30 g

飞龙掌血 50 g　　　细辛 30 g　　　花椒 30 g　　　清风藤 50 g

用法：水煎至 50 L，泡洗全身。

二十七、双上肢麻痛 （瑶名：布闭闷 Sunh buiz mbueix munl）

【验方】沉樟木 100 g　　　上山虎 100 g　　　下山虎 100 g　　　桂枝 80 g

威灵仙 100 g　　　麻骨风 100 g　　　小钻 100 g　　　细辛 50 g

独脚风 100 g　　　清风藤 100 g　　　血风藤 100 g　　　大发散 100 g

用法：水煎至 50 L，泡洗全身。

二十八、手脚麻木 （瑶名：布照闭 Zaux mbeix）

【验方】九龙藤 100 g　　　麻骨风 200 g　　　鸡血藤 100 g　　　七叶莲 100 g

石南藤 100 g　　　络石藤 100 g　　　过岗龙 200 g　　　樟浸香 100 g

血风藤 150 g　　　麻黄 80 g　　　山楂叶 100 g

用法：水煎至 50 L，泡洗全身。

二十九、颈椎病 （瑶名：钢别 Gangl mbueiv baengc）

【验方】十八症 10 g　　　走马胎 15 g　　　鸡血藤 15 g　　　牛大力 20 g

千金拔 20 g　　　小毛蒌 10 g　　　狗脊 15 g　　　补骨脂 10 g

| 黄芪 20 g | 千年健 10 g | 过岗龙 15 g | 龙骨风 15 g |

用法：水煎至 450 mL，分 3 次温服。

三十、强直性脊柱炎（瑶名：改碰别 Gaaih mbueiv gorml）

【验方 1】

千斤拔 20 g	牛尾菜 20 g	金樱子 20 g	杜仲 20 g
龙骨风 20 g	九节风 20 g	狼狗尾 20 g	猪肚木 20 g
牛膝 20 g	狗脊 20 g	枸杞子 20 g	党参 20 g
当归 20 g	黄芪 20 g	细辛 5 g	甘草 5 g

用法：水煎至 450 mL，分 3 次温服。

【验方 2】

九节风 10 g	牛大力 15 g	龙骨风 20 g	走马胎 15 g
金樱子 20 g	枸杞子 15 g	鸡血藤 15 g	千斤拔 20 g
杜仲 15 g	牛膝 15 g	狗脊 20 g	牛尾菜 15 g
蜈蚣 1 条			

用法：水煎至 450 mL，分 3 次温服。

三十一、腱鞘炎（瑶名：佳莫严 Jaanh moiq gorml）

【验方】

磁石 20 g	升麻 20 g	川乌 20 g	大黄 30 g
白芷 30 g	生草乌 20 g	防风 20 g	牡丹皮 20 g
五加皮 30 g	血蝎 20 g	泽兰 20 g	自然铜 20 g
红花 20 g	续断 20 g	木香 15 g	苏木 20 g
羌活 20 g	独活 20 g	上沉香 20 g	

用法：共打粉，外敷患处。

三十二、筋伤病（瑶名：干闭 Jaanl cunl baengc）

【验方】

| 活血丹 50 g | 飞龙掌血 50 g | 大发散 50 g | 见风消 50 g |
| 三叉苦 50 g | 乳香 30 g | 没药 30 g | 上山虎 50 g |

秀丽葱木 30 g   麻骨风 50 g   朱砂根 50 g   土牛膝 30 g

藤杜仲 50 g   毛冬青 50 g

用法：水煎至 50 L，泡洗全身。

三十三、双下肢肿痛 (瑶名：照泵 Hac zaaux omx munl)

【验方】半荷风 50 g   艾叶 50 g   朱砂根 50 g   清风藤 50 g

走马胎 50 g   飞龙掌血 50 g   两面针 50 g   麻骨风 50 g

上山虎 50 g   下山虎 50 g

用法：水煎至 50 L，泡洗全身。

三十四、下肢伤痛 (瑶名：照冲 Zaaux cunl munl)

【验方】泽泻 100 g   石菖蒲 100 g   虎杖 100 g   毛冬青 100 g

重楼 100 g   细辛 50 g   地榆 100 g   上山虎 100 g

龙胆草 70 g

用法：水煎至 50 L，泡洗全身。

三十五、下肢浮肿 (瑶名：照雍 Zaaux omx)

【验方1】下山虎 50 g   见风消 150 g   九节风 50 g   上山虎 50 g

土牛膝 50 g   金银花藤 50 g   活血丹 50 g   当归藤 50 g

过岗龙 50 g

用法：水煎至 50 L，泡洗下肢。

【验方2】藤当归 15 g   血风藤 15 g   麻骨风 15 g   牛膝 20 g

牛耳风 15 g   金银花藤 20 g   防己 10 g   独活 10 g

海风藤 15 g   桂枝 6 g   三叉苦 15 g   甘草 6 g

用法：水煎至 450 mL，分 3 次温服。

三十六、便血（瑶名：泵蒋 Bunx nziaamv）

【验方 1】生地 15 g　　金银花 10 g　　地榆 15 g　　大蓟 10 g

小蓟 10 g　　木棉花 10 g　　槐花 10 g　　防风 10 g

枳壳 10 g　　桃金娘根 20 g　　磨盘草 10 g　　黄芩 10 g

过江龙 10 g　　甘草 6 g

用法：水煎至 450 mL，分 3 次温服。

【验方 2】生地 15 g　　金银花 10 g　　地榆 15 g　　大蓟 10 g

小蓟 10 g　　木棉花 10 g　　防风 10 g　　枳壳 10 g

磨盘草 10 g　　黄芩 10 g　　过岗龙 10 g　　甘草 5 g

用法：水煎至 450 mL，分 3 次温服。

【验方 3】生地 15 g　　牡丹皮 10 g　　地榆 20 g　　大蓟 10 g

小蓟 10 g　　仙鹤草 10 g　　木棉花 10 g　　当归藤 10 g

金樱根 10 g　　地桃花 15 g　　山葱根 30 g　　金银花 10 g

白背叶 20 g

用法：水煎至 450 mL，分 3 次温服。

三十七、淋巴结肿大（瑶名：凡下雍 Far har omx）

【验方】柴胡 10 g　　白芍 15 g　　香附 10 g　　延胡索 10 g

大发散 15 g　　浙贝母 6 g　　黄药子 10 g　　牡蛎 10 g

昆布 10 g　　半枝莲 10 g　　肿瘤藤 30 g　　海藻 6 g

灯笼草 10 g　　白英 10 g

用法：水煎至 450 mL，分 3 次温服。

三十八、颈淋巴肿大（瑶名：钢凡下雍 Gang far har omx）

【验方 1】白英 20 g　　黄柏 10 g　　黄芩 10 g　　冬葵子 15 g

生地 20 g	菟丝子 10 g	毛冬青 20 g	枳壳 10 g
半枝莲 15 g	白花蛇舌草 20 g	七叶一枝花 10 g	白纸扇 20 g
山栀子 10 g	黄药子 10 g	九龙胆 10 g	肿瘤藤 30 g
麦冬 10 g	玄参 15 g		

用法：水煎至 450 mL，分 3 次温服。

三十九、淋巴炎（瑶名：凡下别 Far har gorml）

【验方1】

鱼腥草 15 g	不出林 15 g	大蓟 20 g	小蓟 20 g
麦冬 15 g	石上柏 15 g	石油菜 15 g	石仙桃 15 g
仙鹤草 15 g	毛冬青 20 g	白英 15 g	半枝莲 15 g
半边莲 15 g	重楼 6 g	香附 15 g	桃仁 10 g
甘草 5 g	田皂角 20 g		

用法：水煎至 450 mL，分 3 次温服。

【验方2】

肿瘤藤 30 g	半枝莲 20 g	白花蛇舌草 20 g	夏枯草 20 g
蜈蚣 1 条	天麻 15 g	毛冬青 30 g	七叶一枝花 5 g
八角莲 5 g	香附 15 g	丹参 20 g	金银花藤 15 g
大蓟 20 g	小蓟 20 g		

用法：水煎至 450 mL，分 3 次温服。

【验方3】

金银花藤 50 g	苦参 30 g	马尾松 30 g	十大功劳 30 g
两面针 30 g	三叉苦 30 g	扛板归 30 g	穿心莲 30 g
盐肤木 50 g			

用法：水煎至 50 L，泡洗全身。

【验方4】

金银花藤 50 g	苦参 30 g	马尾松 50 g	九层皮 30 g
两面针 30 g	三叉苦 50 g	穿心莲 50 g	盐肤木 50 g

瑶医临床验方集（第一辑）

蛇床子 15 g　　　　六耳棱 50 g　　　上树葫芦 30 g

用法：水煎至 50 L，泡洗全身。

四十、甲状腺肿大 （瑶名：钢蒋泵 Gang huh biuh omx）

【验方】夏枯草 15 g　　　　白英 15 g　　　　山菠萝 20 g　　　肿瘤藤 30 g

石上柏 15 g　　　　大蓟 20 g　　　　小蓟 20 g　　　　灯笼草 15 g

绣花针 15 g　　　　穿心草 15 g　　　柏子仁 10 g　　　红花 5 g

三棱 15 g　　　　莪术 10 g　　　　白花蛇舌草 20 g　半枝莲 15 g

甘草 5 g　　　　七叶一枝花 5 g

用法：水煎至 450 mL，分 3 次温服。

四十一、皮下出血 （瑶名：泵春蒋 Beih cueq nziaamv）

【验方】九节风 100 g　　　麻骨风 100 g　　　钩藤 200 g　　　　桑白皮 50 g

桂枝 50 g　　　　梅花钻 100 g　　　血藤 100 g　　　　络石藤 100 g

用法：水煎至 50 L，泡洗全身。

四十二、痔疮 （瑶名：改苦垂 Nqah kueq zueh）

【验方1】金银花 30 g　　　艾叶 30 g　　　扛板归 30 g　　　活血丹 30 g

虎杖 30 g　　　　地菍 30 g　　　　五倍子 20 g　　　大黄 20 g

用法：水煎至 450 mL，分 3 次温服。

【验方2】石油菜 20 g　　　十大功劳 15 g　　大蓟 15 g　　　　毛冬青 15 g

地榆 20 g　　　　生地 15 g　　　　红蓖麻根 30 g　　白茅根 15 g

金银花 15 g　　　牡丹皮 15 g　　　丹参 15 g

用法：水煎至 2 L，坐浴，每日 1 次。

【验方3】金银花藤 20 g　　　白背叶 15 g　　　刺苋菜 20 g　　　地榆 10 g

胡秃子根 12 g

用法：水煎至 400 mL，分 3 次温服。

四十三、血栓痔 （瑶名：**将垂** Nziaamv zueh）

【验方】金银花藤 30 g　　苦参 30 g　　　黄柏 30 g　　　艾叶 20 g

花椒 20 g　　　　红花 20 g　　　桃仁 20 g　　　大发散 30 g

芒硝 20 g　　　　冰片 10 g

用法：水煎至 2 L，坐浴。

四十四、附睾丸炎 （瑶名：**改堆雍** Gah nduih gorm）

【验方 1】金银花 50 g　　扛板归 30 g　　金耳环 10 g　　两面针 20 g

活血丹 30 g　　　一点红 20 g　　六月雪 30 g　　大发散 30 g

马鞭草 30 g

用法：水煎至 2 L，坐浴。

【验方 2】黄芪 20 g　　　土茯苓 10 g　　八月札 10 g　　灯笼泡 10 g

香附 10 g　　　　延胡索 10 g　　白英 10 g　　　三白草 10 g

山菠萝 10 g　　　黄柏 10 g　　　苍术 10 g　　　磨盘草 10 g

酢浆草 10 g　　　泽泻 10 g　　　牛膝 10 g

用法：水煎至 450 mL，分 3 次温服。

四十五、脱肛 （瑶名：**岗苦捞** Nqah kueq laauc、**漏港苦** Gangh kuv ndoonq）

【验方 1】柴胡 10 g　　　升麻 10 g　　　黄芪 30 g　　　当归 10 g

党参 15 g　　　　陈皮 10 g　　　金樱根 20 g　　胡秃子 20 g

白背叶 20 g　　　酸藤根 10 g　　白术 10 g　　　杜仲 10 g

甘草 10 g

用法：水煎至 450 mL，分 3 次温服。

【验方】地桃花 30 g　　胡秃子 10 g　　红杜仲 10 g　　黄花倒水莲 30 g

金樱根 20 g　　白背叶 20 g　　芝麻根 15 g

用法：水煎至 400 mL，分 3 次温服。

四十六、尿道炎（瑶名：月搞虷 Wieh gauv gorml）

【验方1】千斤拔 15 g　　牛尾菜 15 g　　木蝴蝶 10 g　　白纸扇 20 g

金钱草 15 g　　海金沙藤 10 g　　雷公根 20 g　　猪肚木 20 g

白凡木 20 g　　大蓟 20 g　　　小蓟 10 g　　　穿心草 15 g

柴胡 15 g

用法：水煎至 450 mL，分 3 次温服。

【验方2】车前草 15 g　　金钱草 15 g　　　大蓟 15 g　　　小蓟 15 g

紫花地丁 15 g　　枸杞子 15 g　　穿心草 15 g　　毛冬青 30 g

白凡木 20 g　　金银花 15 g　　　柴胡 15 g　　　过塘藕 30 g

蒲公英 15 g　　雷公根 15 g　　　甘草 6 g

用法：水煎至 450 mL，分 3 次温服。

【验方3】石韦 15 g　　海金沙藤 15 g　　大蓟 20 g　　　小蓟 20 g

车前草 20 g　　金线风 15 g　　　穿心草 15 g　　玉米须 15 g

灯笼草 15 g　　石上柏 15 g　　　葛根 20 g　　　野六谷 20 g

天花粉 15 g　　麦冬 15 g　　　　金银花 15 g

用法：水煎至 450 mL，分 3 次温服。

四十七、前列腺钙化（瑶名：林线比化 Linl sinx gaix wax）

【验方】黄芪 30 g　　　党参 15 g　　　三白草 20 g　　肿瘤藤 15 g

草薢 15 g　　　地榆 15 g　　　牛膝 15 g　　　败酱草 15 g

蒲公英 15 g　　王不留行 15 g　　下沉香 10 g　　当归 10 g

用法：水煎至 450 mL，分 3 次温服。

四十八、前列腺增生 （瑶名：林线将别 Linl six zel sel beangc）

【验方】肿瘤藤 15 g　　下沉香 10 g　　萆薢 15 g　　黄芪 20 g

当归 10 g　　三白草 20 g　　茯苓 20 g　　败酱草 15 g

五指毛桃 15 g　黄柏 12 g　　泽泻 15 g　　百解 15 g

牛膝 15 g　　连翘 20 g　　白纸扇 15 g

用法：水煎至 450 mL，分 3 次温服。

四十九、前列腺肿大 （瑶名：林线雍 Linh sinx baengc）

【验方】车前草 15 g　　海金沙藤 15 g　大蓟 20 g　　小蓟 20 g

玉米须 15 g　　石上柏 15 g　　金线草 20 g　　葛根 20 g

山菠萝 20 g　　野六谷 20 g　　雷公根 15 g　　紫花地丁 15 g

蒲公英 15 g　　木蝴蝶 15 g　　生大黄 15 g　　穿心草 15 g

用法：水煎至 450 mL，分 3 次温服。

五十、前列腺炎 （瑶名：林线虾 Linh sinx gorml）

【验方】黄芪 20 g　　党参 15 g　　桃仁 10 g　　牡丹皮 20 g

泽泻 12 g　　土茯苓 15 g　　王不留行 15 g　肿瘤藤 15 g

败酱草 15 g　　皂角刺 10 g　　萆薢 15 g　　丹参 15 g

用法：水煎至 450 mL，分 3 次温服。

五十一、膀胱病 （瑶名：月抛别 Wieh mbeu baengc）

【验方】重楼 10 g　　生半夏 20 g　　莪术 18 g　　紫花地丁 30 g

野荞麦 30 g　　白花蛇舌草 30 g　半枝莲 25 g　　泽泻 15 g

香附 20 g　　元参 20 g　　牡蛎 35 g　　山栀子 8 g

三姐妹 30 g　　三白草 20 g　　续断 15 g　　牛尾菜 18 g

炒龟板 25 g　　炒鳖甲 15 g

用法：水煎 450 mL，分 3 次温服。

五十二、结膜炎 （瑶名：庆亩虾 Gengc mormc gorml)

【验方1】白头翁 15 g　　白英 15 g　　紫花地丁 15 g　　大蓟 15 g

　　　　　小蓟 15 g　　金银花 15 g　　青葙子 15 g　　山栀子 20 g

　　　　　穿心草 15 g　　菊花 15 g　　绣花针 15 g　　射干 15 g

　　　　　山菠萝 20 g　　生地 20 g　　木蝴蝶 10 g　　一点红 15 g

　　　　　丹参 20 g　　甘草 5 g

　　　　　用法：水煎至 450 mL，分 3 次温服。

【验方2】黄柏 20 g　　十大功劳 20 g　　九里明 50 g　　路路通 50 g

　　　　　青葙子 20 g　穿心草 20 g　　金银花藤 50 g　一点红 20 g

　　　　　菊花 20 g　　狗肝菜 20 g

　　　　　用法：水煎至 1 L，外洗眼部。

五十三、角膜炎 （瑶名：角亩虾 Bah zingl gorml)

【验方】熊胆木 100 g　　十大功劳 100 g　　地骨皮 50 g　　毛冬青 100 g

　　　　白蒺藜 50 g　　菊花 50 g　　水棉木 100 g　　黄连 20 g

　　　　石菖蒲 50 g

　　　　用法：水煎至 1 L，外洗眼部。

五十四、急性巩膜炎、电光性眼炎 （瑶名：白精贝 Bah zingh baer)

【验方】鲜人乳汁 10～15 mL

　　　　用法：用注射器装好，每天滴患眼 3～4 次。

五十五、疮疡 （瑶名：布锥果 Zueih)

【验方】人乳汁 100 mL　　桐油 100 mL　　生石灰水 50 mL

　　　　用法：混合后放溃疡处，放数次后而愈。

外科

49

五十六、脑膜炎 ［瑶名：伯公凡白 Bah nqoongh famv gorml（Bah nqoomgv famv gorml）］

【验方】生大蒜 80 g

用法：水煎至 150 mL，每天服 2～3 次，连服 5～7 天。对慢性胃肠炎也有疗效。

五十七、慢性前列腺炎（瑶名：盖敬 Zinh sinx gorml）

【验方】生大黄 100 g　　　过塘藕 50 g

用法：水煎至 2 L，坐浴，待药液温度合适，用药液从下腹部按摩至外阴部，以温热感为度。每次坐浴 30 分钟，每日 1 次。

五十八、肠梗阻（瑶名：岗绞 Gangh jaauv）

【验方】生大黄 9 g　　　百步穿杨 4 g

用法：共研细末，用温开水冲服，每天 2～3 次。

五十九、急性睾丸炎、阴囊肿痛伴发热、排便困难（瑶名：改对岩闷 Gaih nduih nyanh munl）

【验方】大六月雪 30 g　　　生马鞭草 30 g

用法：将第二次洗米水 200 mL 与上药捣烂后，去渣服药水。

六十、睾丸炎（瑶名：改对岩闷 Gaih nduih nyanh gorml）

【验方】生芦根 25 g　　　生大六月雪 30 g

用法：水煎至 400 mL，分 3 次温服。

六十一、水火烫伤、伤口不愈合（瑶名：汪逗卜冲 Womz duoz buiv cumgl）

【验方】猴子骨粉适量

用法：外撒患处。

六十二、骨折（瑶名：碰脑 Mbuiv nauv）

【验方1】鲜棉木皮 100 g　　田鸡 1 个

用法：共打烂，用酒炒热，外敷骨折处。

【验方2】生九节风 100 g　　拐子豆 30 g　　秀丽葱木 50 g　　三姐妹 50 g

用法：共打烂，外敷骨折处。

六十三、尿路结石（瑶名：月窖浆辣贝 Wieh gauv ziangh leih peiv）

【验方1】猫须草 20 g　　车前草 30 g　　地胆头 10 g　　金钱草 30 g

活血丹 20 g　　路边菊 15 g　　虎杖 15 g　　葫芦茶 20 g

五指毛桃 15 g

用法：水煎至 400 mL，分 3 次温服。

【验方2】桃树浆 15 g　　无根藤 10 g

用法：打烂，冲第二次洗米水服。

六十四、胆结石（瑶名：篮胆击平 Wieh gauv ziangh leih peiv）

【验方】猫须草 20 g　　山芝麻 15 g　　金钱草 30 g　　车前草 20 g

虎杖 15 g　　地胆头 10 g　　绣花针 10 g　　九节风 20 g

五指毛桃 15 g

用法：水煎至 400 mL，分 3 次温服。

六十五、肾结石 （瑶名：应子庆辣贝 Yieh zeiv ziangh leih peiv）

【验方】松树寄生 20 g　　　　金线风 10 g　　过路黄 15 g　　　　野六谷 30 g

金钱草 30 g

用法：水煎至 400 mL，分 3 次温服。

六十六、乳糜尿 （瑶名：月别 Nyox wieh baerc ）

【验方 1】薜荔藤 30 g

用法：水煎至 100 mL，分 3 次温服。

【验方 2】松树浆（干品）6 g　　　桃仁 4 粒

用法：水煎至 100 mL，分 3 次温服。

妇科

一、带下（瑶名：**别带** Baer daix）

【验方】苍术 10 g　　　　地榆 20 g　　　　走马胎 20 g　　　香附 10 g

　　　　小白背风 20 g　　苏木 10 g　　　　虎杖 25 g　　　黄芩 10 g

　　　　白芍 15 g　　　　白背叶 25 g　　　三白草 20 g　　牛膝 12 g

　　　　五指毛桃 20 g　　金钱草 20 g

　　　　用法：水煎至 450 mL，分 3 次温服。

二、坐月药（瑶名：**赘啦底** Zuaz lax ndiel）

【验方】钩藤 200 g　　　　麻骨风 150 g　　　走马胎 200 g　　九节风 100 g

　　　　黑节风 100 g　　　大发散 150 g　　　小发散 150 g　　鸡血藤 150 g

　　　　虎杖 100 g　　　　大木通 200 g　　　下山虎 120 g

　　　　用法：水煎至 50 L，泡洗全身。

三、产后风（瑶名：**音啦泵** Yomh lax buel）

【验方】走马风 20 g　　　走马胎 20 g　　　黄花倒水莲 30 g　党参 20 g

　　　　黄芪 30 g　　　　牛大力 30 g　　　当归藤 30 g　　　茜草 10 g

　　　　用法：水煎至 450 mL，分 3 次温服。

四、附件炎（瑶名：**扶件别** Fuq ginq bengc）

【验方】凤尾草 15 g　　　仙鹤草 20 g　　　酸藤 20 g　　　白凡木 30 g

　　　　过塘藕 20 g　　　厚朴 15 g　　　　穿心草 15 g　　山菠萝 20 g

　　　　磨盘草 20 g　　　水田七 10 g　　　野荞麦 20 g　　白背叶 20 g

　　　　用法：水煎至 450 mL，分 3 次温服。

五、乳腺瘤（瑶名：**弱将刘** Nyox ziangh louh）

【验方】野荞麦 20 g　　　柴胡 15 g　　　　白芍 20 g　　　郁金 15 g

　　　　香附 15 g　　　　夏枯草 15 g　　　海藻 15 g　　　山慈姑 10 g

桔梗 15 g	半夏 15 g	肿瘤藤 15 g	炙甘草 10 g
半枝莲 15 g	茜草 12 g	白花蛇舌草 15 g	

用法：水煎至 450 mL，分 3 次温服。

六、积聚（肝气郁结）(瑶名：蓝气别 Langl kiex bengc)

【验方】
野荞麦 30 g	夏枯草 25 g	海藻 20 g	鱼腥草 20 g
桑寄生 20 g	昆布 15 g	白术 20 g	茯苓 25 g
香附 20 g	山药 30 g	苍术 15 g	白狗肠 18 g
九龙盘 20 g	枣仁 15 g	远志 15 g	夜交藤 25 g
黄花倒水莲 20 g	党参 20 g		

用法：水煎至 450 mL，分 3 次温服。

七、崩漏（瑶名：藏紧邦 Nziaamh jaan mbaang)

【验方 1】
桃金娘根 30 g	酸藤根 30 g	地桃花 30 g	地榆 20 g
棕树根 30 g			

用法：水煎至 450 mL，分 3 次温服。

【验方 2】扛板归 25 g

用法：水煎至 100 mL，分 3 次温服。

八、不孕症（瑶名：昧埋荣 Meiv maaih yuoz)

【验方 1】
黄花倒水莲 30 g	红背菜 20 g	韭菜根 15 g	小钻 15 g

用法：与鸡蛋同煮，水煎至 400 mL，分 3 次温服。

【验方 2】
地榆 20 g	土茯苓 20 g	走马胎 15 g	黄花倒水莲 20 g
当归 10 g	红姜 5 g	土党参 20 g	小走马胎 15 g
小茴香 5 g	巴戟 10 g	香附 20 g	小白背风 15 g

用法：水煎至 400 mL，分 3 次温服。

九、白带病 （瑶名：别带病 Baengy daaix baengc）

【验方 1】 水东哥根 15 g   水牛奶根 30 g

         用法：与鸡肉同煲，水煎至 400 mL，分 3 次温服。

【验方 2】 三白草 30 g   鼠曲草 30 g   松树浆 2 g

         用法：水煎至 400 mL，分 3 次温服。

【验方 3】 香椿皮 30 g

         用法：水煎至 100 mL，分 3 次温服。

十、月经不调 （瑶名：辣给眛对 Hlah nqaengq meiv donx）

【验方】 红背菜 20 g   月季花 15 g   韭菜根 15 g   走马胎 15 g

         用法：与鸡蛋同煮，水煎至 400 mL，分 3 次温服。

十一、子宫肌瘤 （瑶名：岷舍白 Juh nqaz mbuir louh）

【验方】 薛荔藤 20 g   小发散 15 g   穿破石 20 g   三叶木通 20 g

         一点血 15 g   七叶一枝花 10 g

         用法：水煎至 400 mL，分 3 次温服。

十二、乳腺增生 （瑶名：疟椎闷 Nyox zenl senl）

【验方】 路边菊 15 g   半枝莲 20 g   七叶一枝花 8 g

         用法：加生盐共打烂，外敷乳房。

十三、月经过多 （瑶名：藏紧邦 Hlah nqaengq camv）

【验方】 地桃花 20 g   红蓖麻根 15 g   路边菊 15 g   败酱草 20 g

         用法：水煎至 400 mL，分 3 次温服。

妇

科

儿科

一、小儿颈部淋巴炎 （瑶名：谷阿钢样劳 Guh nqaz gangl ziangh laauc）

【验方】 麦冬 6 g　　　　大蓟 10 g　　　　小蓟 10 g　　　　钩藤 5 g

　　　　蝉蜕 2 g　　　　木蝴蝶 5 g　　　　金银花 10 g　　　竹茹 5 g

　　　　板蓝根 6 g　　　饿蚂蝗 10 g　　　鱼腥草 6 g　　　不出林 6 g

　　　　百部 6 g　　　　灯心草 3 g　　　　射干 4 g　　　　陈皮 4 g

　　　　金线风 2 g　　　杏仁 4 g

　　　　用法：水煎至 450 mL，分 3 次温服。

二、小儿感冒 （瑶名：谷阿扑哈 Guh nqaz bunq hal）

【验方 1】 九节风 50 g　　　满山香 30 g　　　砂仁草 30 g　　　金银花藤 30 g

　　　　　鸭仔风 50 g　　　小钻 30 g　　　　钩藤 50 g　　　　藤茶 30 g

　　　　　荆芥 20 g　　　　薄荷 15 g　　　　刺鸭脚 50 g　　　活血丹 30 g

　　　　　用法：水煎至 50 L，泡洗全身。

【验方 2】 九节风 50 g　　　毛冬青 50 g　　　扛板归 30 g　　　鸭仔风 50 g

　　　　　金银花藤 50 g　　钩藤 50 g　　　　白纸扇 50 g　　　砂仁草 30 g

　　　　　枫树皮 50 g　　　山芝麻 50 g

　　　　　用法：水煎至 50 L，泡洗全身。

三、小儿惊风 （瑶名：谷阿秋家 Guh nqaz ziuol jaanl）

【验方 1】 九节风 50 g　　　钩藤 50 g　　　　金银花藤 50 g　　枫树皮 50 g

　　　　　五加皮 50 g　　　活血丹 50 g　　　中钻 50 g　　　　大钻 50 g

　　　　　砂仁草 50 g　　　毛冬青 50 g　　　鸭仔风 50 g　　　马尾松 50 g

　　　　　金锁匙 20 g　　　刺鸭木 50 g

　　　　　用法：水煎至 50 L，泡洗全身。

【验方2】枫树皮 50 g　　刺鸭脚 50 g　　九节风 50 g　　藤茶 50 g

　　　　　白纸扇 50 g　　白背风 30 g　　中钻 50 g　　　钩藤 100 g

　　　　　砂仁草 30 g　　鱼腥草 30 g　　白凡木 50 g　　活血丹 30 g

　　　　　用法：水煎至 50 L，泡洗全身。

四、慢惊风（瑶名：谷阿崩 Guh nqaz bunl）

【验方1】白芥子 6 g　　　蝉蜕 5 g　　　钩藤 10 g　　　防风 5 g

　　　　　山栀子 5 g　　　天麻 5 g　　　珍珠母 10 g　　人参 2 g

　　　　　黄连 2 g　　　　甘草 3 g　　　酸枣仁 5 g　　　木蝴蝶 3 g

　　　　　用法：水煎至 450 mL，分 3 次温服。

【验方2】鸭仔风 50 g　　钩藤 60 g　　　苦李根 50 g　　下山虎 50 g

　　　　　活血丹 50 g　　金银花藤 60 g　血风藤 50 g　　九节风 50 g

　　　　　飞龙掌血 50 g　半荷风 50 g　　小白背风 50 g　爬墙风 50 g

　　　　　土牛膝 50 g

　　　　　用法：水煎至 50 L，泡洗全身。

五、新生儿阴黄（瑶名：谷阿黄 Guh nqaz wiangh daamv）

【验方1】山栀根 150 g　虎杖 100 g　　十大功劳 30 g　路路通 5 g

　　　　　黄柏 30 g　　　水石榴 100 g　钩藤 300 g　　　白背风 100 g

　　　　　金锁匙 50 g　　金银花藤 100 g 九节风 100 g　　活血丹 50 g

　　　　　用法：水煎至 50 L，泡洗全身。

【验方2】山栀子 20 g

　　　　　用法：打粉，分 3 次以开水冲服。

六、疳积 （瑶名：谷阿蒋个 Guh nquz wiangh daamv）

【验方1】 砂仁草 50 g　　钩藤 100 g　　刺鸭脚 100 g　　白背风 50 g

金银花藤 50 g　　饿蚂蝗 50 g　　九节风 100 g　　盐肤木 100 g

三叉苦 100 g　　枫树皮 100 g　　活血丹 100 g

用法：水煎至 50 L，泡洗全身。

【验方2】 饿蚂蝗 20 g　　猴子肉 10 g　　阴地蕨 10 g

用法：配猪瘦肉同蒸，食肉，分多次食用。

七、小儿遗尿 （瑶名：谷阿念月 Guh nqaz wiez coux）

【验方】 独脚仙毛 5 g　　金樱子 8 g　　金锁匙 5 g　　玉竹 5 g

肉苁蓉 5 g　　黄精 8 g　　桑螵蛸 5 g　　黄芪 8 g

大枣 6 g　　五味子 6 g　　女贞子 6 g　　菟丝子 5 g

牛大力 10 g　　千斤拔 6 g　　甘草 5 g

用法：水煎至 450 mL，分 3 次温服。

八、手足口病 （瑶名：谷阿布做别 Guh nqaz bunz zaux beangc）

【验方】 金银花 50 g　　野菊花 30 g　　苦参 30 g　　紫花地丁 50 g

蒲公英 50 g　　生甘草 20 g　　扛板归 50 g　　金银花藤 30 g

白鲜皮 30 g　　地肤子 20 g

用法：水煎至 50 L，泡洗全身。

九、小儿鼻血 （瑶名：谷阿布困春藏 Guh nqaz beh kueq cueq nziaamv）

【验方】 山栀根 10 g　　生地 10 g　　仙鹤草 6 g　　茜草根 6 g

地榆 10 g　　牡丹皮 6 g　　麦冬 10 g　　大蓟 10 g

小蓟 10 g　　白纸扇 10 g　　白茅根 8 g　　甘草 3 g

用法：水煎至 450 mL，分 3 次温服。

十、小儿发烧（瑶名：谷阿哥 Guh ngaz gorml）

【验方1】 九节风 50 g　　刺鸭脚 50 g　　　活血丹 50 g　　金银花藤 50 g

路路通 50 g　　白纸扇 50 g　　　砂仁草 50 g　　毛冬青 50 g

金钱草 50 g　　山栀根 50 g　　　白凡木 50 g

用法：水煎至 50 L，泡洗全身。

【验方2】 九节风 50 g　　枫树皮 50 g　　　金银花藤 50 g　　钩藤 100 g

山栀根 30 g　　大青叶 30 g　　　中钻 30 g　　　白纸扇 50 g

毛冬青 50 g　　白背风 50 g　　　砂仁草 30 g　　金线风 30 g

九里明 50 g　　黄柏 20 g　　　　活血丹 30 g

用法：水煎至 50 L，泡洗全身。

十一、新生儿不乳（瑶名：谷阿泵卡西众 Guh ngaz meiv komq nyox）

【验方】 生大黄 10 g，小百解 5 g

用法：两味药放在碗内用开水浸泡 15 分钟，1～3 剂，新生儿立可食奶。

瑶医临床验方集（第一辑）

皮肤科

一、疱疹后遗症（瑶名：**囊独别** Ndangl dur beangc）

【验方 1】大蓟 20 g　　　小蓟 20 g　　　穿心草 15 g　　　生地 30 g

十大功劳 10 g　　丹参 20 g　　　牡丹皮 20 g　　　麦冬 20 g

毛冬青 20 g　　　金银花 15 g　　石斛 15 g　　　　甘草 5 g

金钱草 15 g　　　车前草 15 g　　葛根 20 g　　　　山栀子 15 g

金线风 15 g

用法：水煎至 450 mL，分 3 次温服。

【验方 2】南蛇刺 100 g　　六耳棱 50 g　　盐肤木 50 g　　枫树皮 50 g

扛板归 50 g　　　三叉苦 50 g　　苦参 20 g　　　　苦李根 50 g

金银花藤 50 g　　马尾松 50 g

用法：水煎至 50 L，泡洗全身。

【验方 3】雄黄 30 g

用法：适量外擦患处。

【验方 4】杨梅皮 100 g　　六耳棱 100 g　三叉苦 100 g　　金银花藤 100 g

盐肤木 100 g　　　苦参 20 g　　　黄柏 30 g　　　　十大功劳 20 g

过塘藕 100 g　　　苦李根 50 g　　扛板归 100 g

用法：水煎至 50 L，泡洗全身。

二、带状疱疹（瑶名：**蒋囊** Ziangh ndangl）

【验方 1】苦参 30 g　　　苦李根 50 g　　盐肤木 50 g　　黄柏 20 g

扛板归 50 g　　　穿心莲 50 g　　六耳棱 30 g　　　三叉苦 50 g

用法：水煎至 50 L，泡洗全身。

【验方 2】苦参 30 g　　　苦李根 50 g　　盐肤木皮 50 g　　黄柏 30 g

扛板归 50 g　　　穿心草 50 g　　三叉苦 50 g

用法：水煎至 50 L，泡洗全身。

【验方 3】南蛇刺 100 g　　金银花藤 100 g　　扛板归 100 g　　盐肤木 50 g

用法：水煎至 50 L，泡洗全身。

三、身痒 （瑶名：身省 Sinl sieq）

【验方】苦参 50 g　　　地肤子 30 g　　　蛇床子 30 g　　　盐肤木 50 g

熊胆木 50 g　　千里光 50 g　　　救必应 30 g　　　木鳖子 30 g

扛板归 30 g　　海桐皮 50 g　　　露蜂房 30 g　　　白矾 15 g（后下）

七叶连 50 g　　苦李根 50 g

用法：水煎至 50 L，泡洗全身。

四、荨麻疹 （瑶名：蒋朋比 Ziangh buih biex）

【验方 1】金银花 50 g　　　扛板归 30 g　　　枫树皮 50 g　　　三叉苦 50 g

十大功劳 50 g　　黄柏 50 g　　　苦参 50 g　　　九里明 30 g

盐肤木 50 g　　　藤茶 50 g　　　毛算盘 50 g

用法：水煎至 50 L，泡洗全身。

【验方 2】三叉苦 100 g　　金银花藤 100 g　盐肤木 100 g　　黄柏 20 g

十大功劳 20 g　　苦参 32 g　　　九里明 100 g　　苦李根 50 g

用法：水煎至 50 L，泡洗全身。

五、过敏性皮炎 （瑶名：比省 Beih sieq）

【验方 1】三叉苦 100 g　　盐肤木 100 g　　黄柏 30 g　　十大功劳 30 g

金银花藤 100 g　苦参 50 g　　　苦李根 100 g　熊胆木 100 g

杨梅皮 100 g　　飞扬草 50 g　　九里明 100 g

用法：水煎至 50 L，泡洗全身。

瑶医临床验方集（第一辑）

【验方2】苦参200 g　　　叶下珠100 g　　毛冬青100 g　　山芝麻150 g

金银花藤100 g　　朝天罐100 g　　穿心草100 g　　川楝子100 g

用法：水煎至50 L，泡洗全身。

【验方3】盐肤木100 g　　三叉苦100 g　　苦参30 g　　　苦李根100 g

穿心莲100 g　　枫树皮100 g　　金银花藤100 g　九里明100 g

蛇床子30 g　　黄柏30 g　　　十大功劳30 g

用法：水煎至50 L，泡洗全身。

【验方4】生地20 g　　　牡丹皮15 g　　大蓟20 g　　　小蓟20 g

金银花15 g　　紫花地丁15 g　蒲公英15 g　　柴胡15 g

射干15 g　　　穿心草15 g　　蛇床子10 g　　地肤子10 g

用法：水煎至450 mL，分3次温服。

【验方5】苦里根100 g　　黄柏30 g　　　十大功劳30 g　百部30 g

九里明100 g　　苦参50 g　　　三叉苦100 g　　穿心莲50 g

金银花藤100 g　黄杞50 g　　　枫树皮100 g

用法：水煎至50 L，泡洗全身。

六、脓疱疮（瑶名：蒋捶 Ziangh nzueih）

【验方】熊胆木100 g　　过塘藕50 g　　一点红30 g　　麻花50 g

盐肤木50 g　　　黄柏30 g　　　九里明50 g　　穿心莲50 g

扛板归50 g　　　金银花藤100 g

用法：水煎至50 L，泡洗全身。

七、红疹（瑶名：比西 Beih sieq beangc）

【验方1】扛板归50 g　　　苦参50 g　　　九节风50 g　　六月雪50 g

皮肤科

金枝玉叶 50 g   熊胆木 50 g   盐肤木 50 g   枫树皮 50 g

金银花藤 50 g   地肤子 30 g   蛇床子 30 g   鸭仔风 50 g

海桐皮 50 g   九里明 50 g   七叶莲 50 g   白矾 10 g（后下）

用法：水煎至 50 L，泡洗全身。

【验方2】金银花藤 50 g   毛算盘 50 g   藤茶 50 g   黄柏 30 g

扛板归 30 g   飞扬草 30 g   苦参 30 g

用法：水煎至 50 L，泡洗全身。

八、湿疹（瑶名：端西 Ndoonl sieq）

【验方】熊胆木 100 g   三叉苦 100 g   苦李根 100 g   九里明 100 g

杨梅皮 100 g   穿心莲 100 g   苦参 30 g   十大功劳 30 g

黄柏 30 g   蛇床子 30 g   地肤子 30 g   薄荷 20 g

盐肤木 100 g

用法：水煎至 50 L，泡洗全身。

九、脚气病（瑶名：照企病 Zauh kiex beangc）

【验方1】凤尾草 15 g   山菠萝 20 g   九龙盘 20 g   厚朴 15 g

陈皮 15 g   四块瓦 15 g   仙鹤草 20 g   野荞麦 20 g

地榆 20 g   槐花 15 g   枸杞子 15 g   大枣 15 g

磨盘草 15 g   细辛 3 g   山药 20 g   茯苓 20 g

砂仁 5 g   白狗肠 6 g   甘草 5 g

用法：水煎至 450 mL，分 3 次温服。

【验方2】龙胆草 30 g   百部 30 g   扛板归 50 g   南蛇风 50 g

五色花 50 g   熊胆木 50 g   苦李根 100 g   吴茱萸 20 g

射干 20 g   大黄 30 g

用法：水煎至 50 L，泡洗全身。

十、皮肤病 （瑶名：比别 Beih ndomq beangc）

【验方】 熊胆木 100 g　　金银花藤 100 g　　蒲公英 100 g　　黄柏 100 g

飞龙掌血 100 g　　刺鸭脚 100 g　　苦李根 100 g　　毛冬青 100 g

九节风 100 g　　扛板归 100 g　　盐肤木皮 100 g　　苦参 100 g

用法：水煎至 50 L，泡洗全身。

十一、癣症 （瑶名：选别 Seuv beangc）

【验方 1】 土茯苓 10 g　　桑白皮 10 g　　首乌藤 10 g　　地骨皮 10 g

黄柏 10 g　　薏苡仁 20 g　　苍术 10 g　　金银花 10 g

七厘丹 10 g　　九层皮 10 g　　萆薢 10 g　　蒲公英 10 g

甘草 6 g

用法：水煎至 450 mL，分 3 次温服。

【验方 2】 熊胆木 100 g　　苦李根 100 g　　飞扬草 50 g　　百部 50 g

十大功劳 50 g　　黄柏 30 g　　金银花藤 50 g　　盐肤木皮 50 g

苦参 50 g　　白背风 50 g

用法：水煎至 50 L，泡洗全身。

【验方 3】 熊胆木 100 g　　苦李根 100 g　　飞扬草 50 g　　藤茶 50 g

百部 50 g　　百背桐 50 g　　十大功劳 50 g　　黄柏 30 g

金银花藤 50 g　　盐肤木 100 g　　苦参 30 g

用法：水煎至 50 L，泡洗全身。

【验方 4】 土茯苓 10 g　　桑白皮 10 g　　首乌藤 10 g　　地骨皮 20 g

黄柏 10 g　　薏苡仁 20 g　　苍术 10 g　　金银花 10 g

白蒺藜 10 g　　九层皮 10 g　　萆薢 10 g　　蒲公英 10 g

僵蚕 10 g　　甘草 6 g

用法：水煎至 450 mL，分 3 次温服。

十二、脚癣 [瑶名：照选 Ziux（Ziuh）seuv]

【验方 1】苦参 300 g   杨梅皮 200 g   辣蓼 100 g   熊胆木 150 g
      一枝黄花 100 g   泽兰 100 g   泽泻 150 g   走马胎 100 g
      沉樟木 200 g   虎杖 100 g   黄柏 100 g   金银花藤 100 g
      五加皮 100 g   下山虎 100 g
      用法：水煎至 50 L，泡洗全身。

【验方 2】苦李根粉 30 g   水杨柳 30 g   辣蓼粉 30 g   杨梅皮粉 30 g
      用法：配 95％酒精外擦患处。

十三、手癣（瑶名：布选 Bunz seav）

【验方】仙鹤草 150 g   白鲜皮 30 g   地肤子 30 g   五倍子 10 g
     金银花藤 100 g   毛冬青 100 g   十大功劳 30 g   千里光 100 g
     地榆 50 g
     用法：水煎至 50 L，泡洗全身。

十四、皮肤瘙痒症（瑶名：比舍 Beih sieq）

【验方】金银花藤 50 g   毛算盘 50 g   扛板归 50 g   九里明 50 g
     苦李根 50 g   水浸木 100 g   百部 30 g   下山虎 50 g
     两面针 50 g   十大功劳 50 g
     用法：水煎至 50 L，泡洗全身。

十五、带状疱疹后遗症（瑶名：囊别 Ndangl beangc）

【验方】盐肤木皮 50 g   扛板归 50 g   黄柏 50 g   苦参 50 g
     十大功劳 50 g   九里明 50 g   苦李根 50 g   三叉苦 50 g
     九节风 50 g   金银花藤 50 g   两面针 20 g   硫黄粉 20 g
     用法：水煎至 50 L，泡洗全身。

十六、疱疹（瑶名：飘舍 Mbuih sev）

【验方】古红藤 100 g　　苦李根 100 g　　扛板归 30 g　　毛算盘 50 g

百部 30 g　　三叉苦 50 g　　黄柏 50 g　　九里明 50 g

藤茶 50 g　　苦参 30 g　　硫黄 5 g

用法：水煎至 50 L，泡洗全身。

十七、皮肤癌（瑶名：比岩 Beih ngaanh）

【验方】重楼 100 g　　毛冬青 300 g　　黄柏 300 g　　石菖蒲 200 g

虎杖 150 g　　九层皮 150 g　　金银花藤 300 g　　连翘 100 g

用法：水煎至 50 L，泡洗全身。

十八、酒渣鼻（瑶名：比创西 Duih zal bul kueq beangc）

【验方1】生地 15 g　　毛冬青 30 g　　丹参 10 g　　赤芍 10 g

桑叶 10 g　　白蒺藜 10 g　　防风 6 g　　红花 6 g

僵蚕 10 g　　土茯苓 10 g　　地肤子 10 g　　金银花 10 g

用法：水煎至 450 mL，分 3 次温服。

【验方2】黄柏 20 g　　蛇床子 10 g　　白鲜皮 20 g　　金银花 20 g

毛冬青 30 g　　扛板归 20 g　　薜荔藤 30 g　　下山虎 30 g

用法：浓煎至洗患处。

十九、皮肤瘙痒（瑶名：身谢 Sinl sieq）

【验方1】五色花 50 g　　盐肤木 80 g　　十大功劳 100 g　　九里明 50 g

三叉苦 50 g　　扛板归 100 g　　水杨梅 100 g

用法：水煎至 50 L，泡洗全身。

【验方2】威灵仙 20 g　　九里明 20 g　　白花丹 20 g

用法：水煎至 450 mL，分 3 次温服。

二十、脓疱症（瑶名：布方 Ndong zueih）

【验方】熊胆木 100 g　　黄柏皮 100 g　　穿心莲 50 g　　毛冬青 100 g

用法：水煎至 50 L，泡洗全身。

二十一、疥症（瑶名：布库 Bunq kux）

【验方 1】苦李根 100 g　　土大黄 100 g　　茅膏菜 100 g

用法：水煎至 50 L，泡洗全身。

【验方 2】鸟硝适量

用法：润茶油后用布包好，置火上烘热擦患处。

二十二、头癣（瑶名：补癣 Nqoongv seuv）

【验方】山豆根适量

用法：研成粉后加小量猪板油一块，调成糊状备用，每天放药 2～3 次，一般放药 3～4 次痊愈。